GHIDUL SIMPLU CARTEA

DE CATEGORIE

SĂRĂCATE DE PROTEINE

100 de rețete ușoare

delicioase, cu conținut scăzut

de proteine

DIA COSTIN

INTRODUCERE

Proteinele sunt unul dintre elementele de bază ale corpului tău. Corpul tău are nevoie de proteine pentru a crește, a se vindeca și a rămâne sănătos. Dacă aveți prea puține proteine, pielea, părul și unghiile vă pot slăbi. Dar a avea prea multe proteine poate fi, de asemenea, o problemă. Pentru a rămâne sănătos și pentru a vă ajuta să vă simțiți bine, poate fi necesar să ajustați cantitatea de proteine pe care o consumați.

Ce este o dietă săracă în proteine?

O dietă săracă în proteine este o dietă în care oamenii își scad aportul de proteine. O dietă cu conținut scăzut de proteine este folosită ca terapie pentru tulburările metabolice moștenite. Consumul scăzut de proteine pare să reducă riscul ruperii osoase, probabil prin modificări ale homeostaziei calciului.

Deoarece organismul nu poate stoca excesul de aminoacizi, aceștia trebuie modificați prin îndepărtarea grupării amină. Deoarece acest lucru se întâmplă în ficat și rinichi, unor persoane cu ficatul sau rinichii afectați li se poate sfătui să mănânce mai puține proteine. Datorită conținutului de sulf al aminoacizilor metionină și cisteină, excesul acestor aminoacizi duce la producerea de acid prin ionii sulfat. Acești ioni de sulfat pot fi neutralizați de ionii de calciu din oase, ceea ce poate duce la pierderea urinară netă de calciu. Acest lucru ar putea duce la reducerea densității minerale osoase în timp. Persoanele care suferă de fenilcetonurie nu au enzima care să transforme fenilalanina în tirozină, astfel încât nivelurile scăzute ale acestui aminoacid trebuie să fie furnizate în dietă.

Cantitatea de proteine pe care ar trebui să o aveți depinde de mărimea corpului, de nivelul de activitate și de problemele legate de sănătate. Unii medici recomandă persoanelor cu boli de rinichi să limiteze proteinele sau să-și schimbe sursa de proteine. Acest lucru se datorează faptului că o dietă foarte bogată în proteine poate face rinichii să lucreze mai greu și poate provoca mai multe daune. Întrebați medicul sau dieteticianul câte proteine ar trebui să aveți și care sunt cele mai bune surse de proteine pentru dvs.

MIC DEJUN

1. Mic dejun Tacos

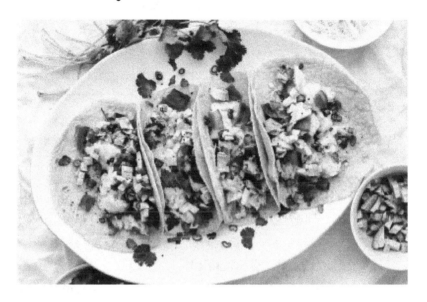

- 1 lingurita chimen macinat
- 1 cutie (15 uncii) de fasole roz fără sare adăugată
- 4 ceai, feliați
- 1 ardei gras rosu mic, taiat fasii subtiri
- ½ cană bulion de pui cu conținut redus de sodiu
- 2 catei de usturoi, tocati
- 4 ouă
- 4 linguri de iaurt fără grăsimi
- 4 linguri salsa

- 8 (6 inchi) tortilla de porumb, prăjite

a) Încinge o tigaie antiaderentă de 10 inchi la foc mediu-mare. Adăugați chimenul și gătiți, amestecând din când în când, timp de aproximativ 30 de secunde, sau până când este parfumat. Adăugați fasolea, ceaiul verde, ardeiul gras, bulionul și usturoiul. Se aduce la fierbere, apoi se reduce focul, astfel încât amestecul să fiarbă. Gatiti 8 minute.

b) Folosește partea din spate a lingurii pentru a face patru adâncituri în fasole. spargeți fiecare ou într-o ceașcă de cremă și turnați fiecare crestătură. Acoperiți și gătiți timp de aproximativ 8 minute.

c) Puneți fiecare porție de amestec de fasole cu ou pe o farfurie. Presărați măslinele peste și în jurul fasolei. Acoperiți fiecare porție cu 1 lingură de iaurt și 1 lingură de salsa.

2. Hash pentru grătar

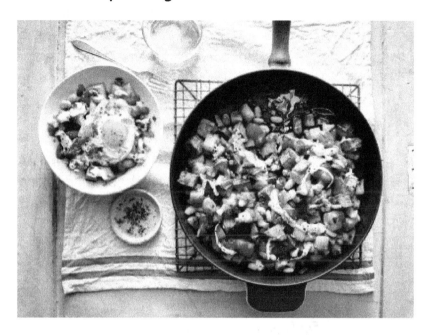

- 3 cartofi dulci, curatati si tocati
- 1 pachet (8 uncii) de tempeh, tocat
- 1 ceapa, tocata marunt
- 1 ardei gras rosu, tocat marunt
- 1 lingură sos grătar cumpărat din magazin
- 1 lingurita condiment cajun
- ¼ cană pătrunjel proaspăt tocat
- 4 oua Sos de ardei iute (optional)

a)   Încinge 3 linguri de ulei într-o tigaie mare antiaderență la foc mediu-mare. Adăugați cartofii dulci și tempeh și gătiți, amestecând ocazional, timp de 5 minute sau până când amestecul începe să se rumenească. Reduceți căldura la mediu.

b)   Adăugați ceapa și ardeiul gras și gătiți încă 12 minute, amestecând mai des la sfârșitul timpului de fierbere, până când tempeh-ul se rumenește și cartofii sunt fragezi.

c)   Adăugați sosul de grătar, condimentele cajun și pătrunjelul. Se amestecă pentru a se combina, apoi se împarte în 4 farfurii de servire.

d)   Ștergeți tigaia cu un prosop de hârtie. Reduceți focul la mediu-mic și adăugați 1 lingură de ulei rămasă. Rupeți ouăle în tigaie și gătiți până la nivelul dorit.

e)   Glisați câte un ou deasupra fiecărei porții de haș și serviți deodată. Dați sos de ardei iute, dacă doriți, la masă.

3. Frittata de măsline și ierburi

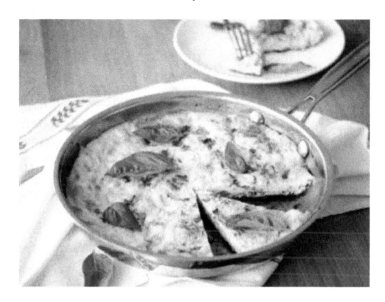

- 1 lingurita ulei de masline, de preferat extravirgin
- 3/4 cană ardei gras roșu tocat
- 3/4 cană ardei gras verde tocat
- 3/4 cană (3 uncii) brânză Monterey Jack mărunțită, cu conținut scăzut de grăsimi
- 2 linguri busuioc proaspat tocat
- 5 oua + 2 albusuri, batute usor
- $\frac{1}{4}$ lingurita sare Piper negru macinat

a) Preîncălziți cuptorul la 375°F. Ungeți o tigaie rezistentă la cuptor de 9 inchi cu spray de ulei vegetal. Se pune la foc mediu-mare. Adăugați uleiul. Se încălzește timp de 30 de secunde. Adăugați ardeiul gras. Gatiti, amestecand ocazional, timp de aproximativ 5 minute, sau pana se inmoaie. Presărați brânza și busuiocul în tigaie. Adăugați ouăle, albușurile, măslinele, sare și piper.

b) Coaceți aproximativ 30 de minute, sau până când ouăle se întăresc. Se lasa sa se raceasca putin. Tăiați în felii.

4. Frittata de sparanghel

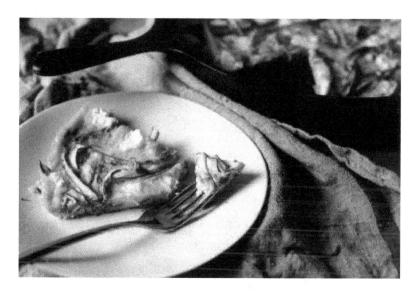

- $\frac{1}{2}$ kilogram de sparanghel, tăiat în bucăți de 1 inch
- $\frac{1}{4}$ ceapa, tocata marunt
- 4 ouă
- 2 albusuri
- 2 linguri de apa rece
- 2 lingurite coaja de portocala proaspat rasa
- $\frac{1}{4}$ linguriță sare Piper negru proaspăt măcinat

a) Preîncălziți cuptorul la 350°F. Încingeți o tigaie antiaderentă de 10 inchi la foc mediu timp de 1 minut. Adăugați uleiul și încălziți timp de 30 de secunde. Adăugați sparanghelul și ceapa. Gatiti, amestecand, timp de aproximativ 2 minute, sau pana cand sparanghelul devine verde aprins.

b) Între timp, bateți ouăle, albușurile, apa, coaja de portocală și sarea. Se toarnă în tigaie și se fierbe timp de 2 minute, sau până când începe să se întărească pe fund. Folosiți o spatulă de silicon pentru a ridica marginile fixate și lăsați amestecul nefiert să curgă dedesubt. Se condimentează bine cu piper.

c) Transferați la cuptor și coaceți timp de 6 minute. Folosește spatula pentru a ridica marginea amestecului de ouă și înclină tigaia pentru a lăsa orice ou nefiert și ulei să curgă dedesubt. Coaceți timp de aproximativ 6 minute, sau până când este umflat și auriu.

5. Pâine prăjită cu migdale și căpșuni

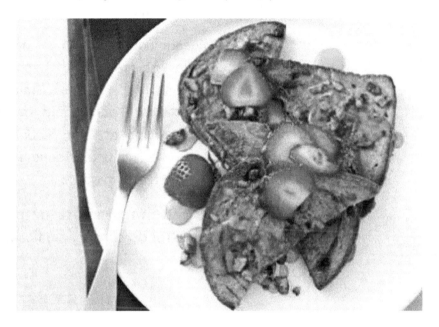

- 1 ou
- ¼ cană lapte fără grăsimi
- ¼ lingurita de scortisoara macinata
- 1 felie de pâine integrală
- 1 lingurita margarina fara trans
- ½ cană căpșuni feliate

a) Bateți oul într-un castron puțin adânc cu laptele și scorțișoara. Scufundați ambele părți ale pâinii în amestecul de ouă.

b) Topiți margarina într-o tigaie antiaderentă la foc mediu. Gătiți pâinea timp de aproximativ 2 până la 3 minute pe fiecare parte sau până când devine aurie. Tăiați în jumătate pe diagonală. Pune jumătate pe o farfurie. Acoperiți cu jumătate din căpșuni și migdale.

c) Acoperiți cu cealaltă jumătate de pâine prăjită și cu restul de căpșuni și migdale.

6. Clatite cu ciocolata

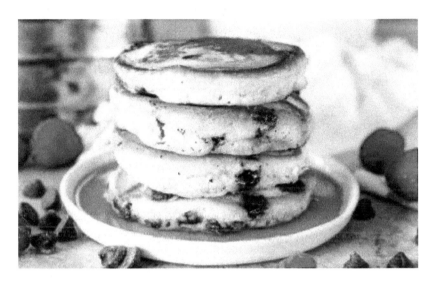

- 2/3 cană făină integrală
- 2/3 cană făină universală nealbită
- 1/3 cană făină de porumb
- 1 lingura praf de copt
- $\frac{1}{2}$ lingurita de bicarbonat de sodiu
- 2 cani de iaurt degresat cu vanilie
- 3/4 cană înlocuitor de ou fără grăsimi
- 2 linguri ulei de canola
- 3/4 cană de topping fără lapte

a) Combinați făina, mălaiul, praful de copt și bicarbonatul de sodiu într-un castron mare. Se amestecă iaurtul, înlocuitorul de ouă, chipsurile de ciocolată și uleiul.

b) Ungeți o tigaie mare antiaderență cu spray de gătit și încălziți la foc mediu.

c) Pentru fiecare clătită, puneți 2 linguri de aluat în tigaie. Gătiți clătitele timp de 2 minute sau până când apar bule la suprafață și marginile se întăresc. Întoarceți și gătiți până se rumenesc ușor, cu aproximativ 2 minute mai mult. Repetați cu aluatul rămas.

d) Acoperiți fiecare clătită cu 1 linguriță de topping bătut.

7. Vafe cu ciocolata nuca

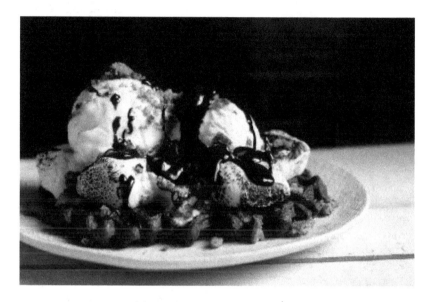

- 1½ cani de faina integrala de patiserie
- ½ cană pudră de cacao neîndulcită
- 2 lingurite praf de copt
- ¼ linguriță de bicarbonat de sodiu
- 1 cană lapte 1%.
- ½ cană zahăr brun la pachet
- 2 lingurite pudra espresso
- 3 linguri ulei de măsline ușor
- 3 albusuri
- 1/8 lingurita sare
- 3 linguri sirop de artar

a) Se amestecă făina, pudra de cacao, praful de copt și bicarbonatul de sodiu într-un castron mare până se combină. Faceți un godeu în centrul amestecului de făină și adăugați laptele, zahărul, praful de espresso și uleiul. Se amestecă ingredientele până se omogenizează.

b) Preîncălziți un fier de vafe timp de 4 minute sau conform instrucțiunilor producătorului. Îndoiți albușurile în aluatul de ciocolată în 3 adaosuri, pliând doar până când amestecul este combinat.

c) Ungeți grătarele de vafe încălzite cu spray de gătit chiar înainte de utilizare. Adăugați suficient aluat pentru a acoperi aproape grătarele de vafe (2/3 cană) și gătiți timp de 3 până la 4 minute.

8. Clătite dulci cu conținut scăzut de proteine

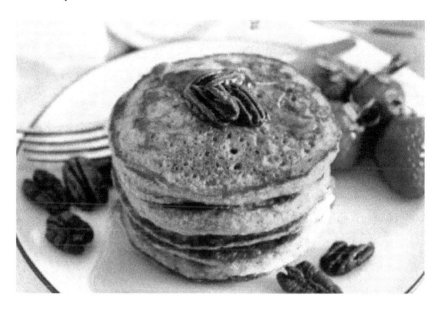

INGREDIENTE

- 1 cartof dulce

- 2 linguri de ulei

- $\frac{1}{4}$ linguriță de sare

- $\frac{1}{4}$ linguriță de piper

- $\frac{1}{2}$ lingurita ierburi amestecate

a) Preîncălziți cuptorul la 200°C/ventilator 180°C/marca de gaz 6.

b)   Tăiați cartoful dulce în felii.

c) Într-un castron, aruncați feliile cu ingredientele rămase.

d)   Coacem pe o tava de copt 15-20 de minute sau pana devin aurii.

9. Toastie cu banane si ciocolata

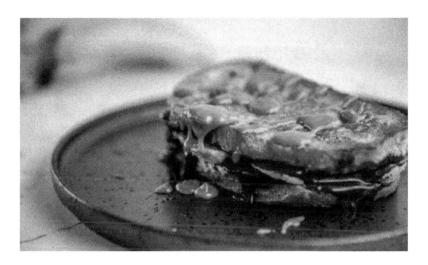

INGREDIENTE

- 1 banană, piure

- $\frac{1}{2}$ x 25g baton Vitabite, feliat

- 2 x felii de pâine Low Protein, tăiate la 1 cm grosime

a) Preîncălziți mașina de prăjitură sau presa de panini conform indicațiilor producătorului'instrucțiunile lui.

b) Adăugați banana în pâine și acoperiți cu Vitabite.

c) Adăugați a doua felie de pâine deasupra și puneți-o în toastie maker sau în presa de panini.

d) Prăjiți timp de 2 minute sau până când devine auriu.

10. Toastie cu brânză și pesto

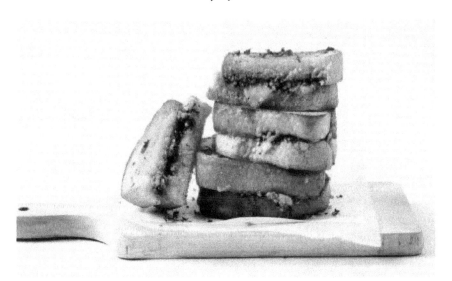

INGREDIENTE

* 50g Violife original, ras

* 1 lingură pesto cu conținut scăzut de proteine

* 2 x felii de pâine Low Protein, tăiate la 1 cm grosime

a) Preîncălziți mașina de prăjitură sau presa de panini conform indicațiilor producătorului'instrucțiunile lui.

b) Adăugați Violife la 1 felie de pâine și acoperiți cu pesto.

c) Adăugați a doua felie de pâine deasupra și puneți-o în toastie maker sau în presa de panini.

d) Prăjiți timp de 2 minute sau până când devine auriu

11. Orez cu sofran cu fistic

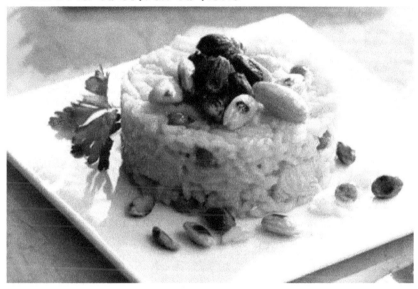

- ½ linguriță fire de șofran
- 1 lingura + 2¼ cani de apa
- 1 lingurita ulei de masline
- ½ lingurita sare
- 1½ cani de orez brun instant

a) Înmuiați șofranul în 1 lingură de apă într-un castron mic timp de 20 de minute. Folosește dosul unei linguri pentru a zdrobi firele.

b) Prăjiți fisticul într-o tigaie mare antiaderență la foc mediu, amestecând des, timp de 3 până la 4 minute, sau până când se rumenesc ușor și parfumează. Se varsa pe o farfurie si se lasa sa se raceasca.

c) Aduceți uleiul, sarea și restul de $2\frac{1}{4}$ cani de apă la fiert la foc mediu-mare. Reduceți focul la mic, adăugați orezul și amestecul de șofran și gătiți, acoperit, timp de 5 minute. Opriți focul și lăsați orezul să stea 5 minute.

d) Pufează orezul cu o furculiță și amestecă fisticul.

12. Morcovi Prăjiți Balsamici

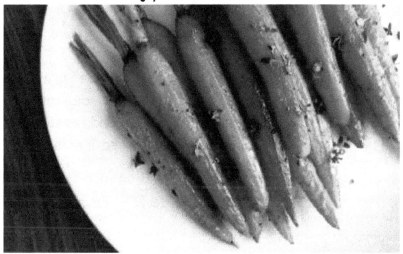

- 8 morcovi medii, tăiați în sferturi pe lungime
- 1 lingura otet balsamic
- ½ lingurita sare
- ¼ lingurita piper negru proaspat macinat

a) Preîncălziți cuptorul la 450°F.

b) Combinați morcovii, 1 lingură de ulei, oțetul, sare și piper într-o tigaie.

c) Aruncă pentru a acoperi. Se prăjește timp de 20 până la 25 de minute, amestecând din când în când, până când se caramelizează ușor și se înmoaie, dar încă ferm.

d) Stropiți cu lingura de ulei rămasă.

13. Cartofi prăjiți

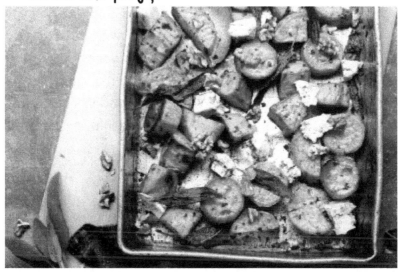

- 1 kilogram de cartofi pentru bebeluși cu coajă subțire, tăiați la jumătate
- 1½ linguriță ulei de măsline
- ¼ lingurita piper negru proaspat macinat
- 1/8 lingurita sare
- 2 uncii de brânză albastră mărunțită
- 2 ceai, feliați subțiri

a) Preîncălziți cuptorul la 425°F. Ungeți o tavă de copt de 9" x 9" cu spray de gătit sau tapetați cu hârtie de copt. Puneți cartofii în vasul pregătit și amestecați cu ulei, piper și sare. Întoarceți partea tăiată în jos în tigaie. Prăjiți timp de 30 până la 35 de minute sau până când este foarte fraged și ușor auriu pe partea inferioară.

b) Între timp, puneți nucile într-o tavă mică de copt sau într-o tigaie rezistentă la cuptor și puneți-le la cuptor pentru a se prăji timp de 6 până la 8 minute. Se varsa intr-un bol si se lasa sa se raceasca. Adăugați brânza albastră și ceai și sfărâmați cu degetele.

c) Când cartofii sunt gata, răsturnați-i și stropiți uniform cu amestecul de nuci. Coaceți încă 5 minute, sau până când brânza se topește.

14. Caserolă cu dovlecei cu brânză

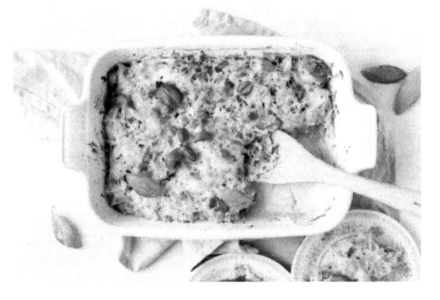

- 1 dovleac spaghetti, tăiat în jumătate și fără semințe
- 2 linguri ulei de masline
- 1 ceapa mica, tocata
- 2 catei de usturoi, tocati
- 1 lingură busuioc proaspăt tocat, sau 1 linguriță uscată
- 2 rosii prune, tocate
- 1 cană brânză de vaci 1%.
- $\frac{1}{2}$ cană de brânză mozzarella mărunțită cu conținut scăzut de grăsimi
- $\frac{1}{4}$ cană pătrunjel proaspăt tocat

- $\frac{1}{4}$ lingurita sare
- $\frac{1}{4}$ cană rasă
- branza parmezan
- 3 linguri pesmet din grâu integral

a) Puneți dovleceii, tăiați în jos, pe foaia de copt pregătită. Coaceți timp de 30 de minute sau până când se înmoaie. Cu o furculiță, răzuiți firele de dovleac într-un castron mare.

b) Între timp, încălziți uleiul într-o tigaie medie la foc mediu. Adăugați ceapa, usturoiul și busuiocul și gătiți timp de 4 minute. Adăugați roșiile și gătiți timp de 3 minute.

c) Adăugați brânza de vaci, mozzarella, pătrunjel, sare și amestecul de roșii în bolul cu dovleceii. Aruncă pentru a acoperi. Puneți în vasul de copt pregătit. Presarati nucile de pin, parmezanul si pesmetul de paine deasupra.

d) Coaceți timp de 30 de minute sau până când este fierbinte și clocotită.

15. Chips şi Guacamole

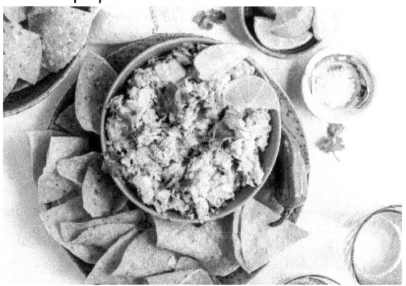

- 1 roşie mare, tocată
- $\frac{1}{4}$ ceapă albă, tăiată cubuleţe
- $\frac{1}{4}$ cană coriandru proaspăt tocat
- $\frac{1}{4}$ cană suc de lămâie proaspăt stors
- 1 ardei iute jalapeño proaspăt, tocat
- $\frac{1}{4}$ lingurita sare
- $\frac{1}{2}$ linguriţă de sos verde sau roşu iute, cum ar fi Tabasco
- 8 tortilla de grâu integral (8" diametru) Spray cu ulei vegetal Pudră de chili

a) Puneți avocado, roșia, ceapa, coriandru, sucul de lămâie, piper, sare și sosul iute (dacă este folosit) într-un castron mediu. Se amestecă până se combină.

b) Preîncălziți cuptorul la 350°F. Întinde tortilla pe o suprafață de lucru. Acoperiți ușor cu spray de ulei vegetal. Stropiți ușor cu pudră de chili. Întoarceți tortilla și repetați cu spray-ul și pudra de chili.

c) Așezați tortilla într-o stivă. Cu un cuțit zimțat, tăiați teancul în 8 felii egale. Întindeți triunghiurile pe o tavă sau foi de copt, astfel încât să nu se atingă. Coaceți aproximativ 10 minute, sau până când devine crocantă și începe să umfle.

16. Mix de gustări picante

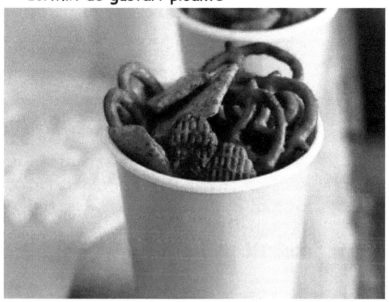

- $\frac{1}{2}$ cană ulei de canola
- 1 lingură pudră de chili
- 1 lingurita chimen macinat
- 1 lingurita oregano uscat
- $\frac{1}{2}$ lingurita sare
- $\frac{1}{4}$ linguriță de ardei roşu măcinat
- 3 căni de cereale pătrate multicereale
- 2 căni de ovăz sau cereale multicereale
- 2 cesti de batoane de covrig multicereale

a) Combinați uleiul, pudra de chili, chimenul, oregano, sare și piper într-o ceașcă mică de măsurare.

b) Combinați pătratele de cereale, semințele de floarea soarelui, cerealele de ovăz și covrigeii într-un aragaz lenți de $3\frac{1}{2}$ până la 5 litri. Stropiți cu amestecul de ulei, amestecând pentru a se acoperi bine. Acoperiți și gătiți la foc mic timp de 2 până la 3 ore, amestecând de două ori în timpul gătirii. Asigurați-vă că verificați amestecul după 2 ore, deoarece timpul de gătire lentă poate varia.

c) Scoateți capacul în ultima jumătate de oră de gătit pentru a permite amestecului să se usuce.

17. Batoane granola şi cireşe uscate

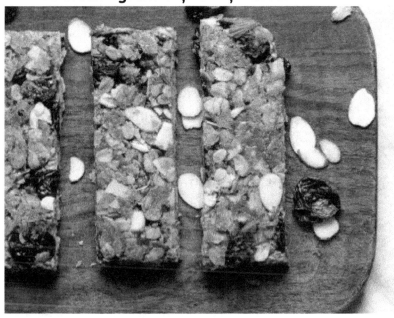

- 1½ cani de ovaz simplu uscat
- 1 lingură făină universală
- 2/3 cana cirese uscate neindulcite tocate
- 2 oua
- 1 cană de zahăr brun deschis la pachet
- 1 lingura ulei de canola
- 1 lingurita scortisoara macinata
- ¼ lingurita sare
- 1 lingurita extract de vanilie

a) Puneți 1 cană de caju și ½ cană de ovăz pe o tavă mare de copt cu părți laterale. Coaceți timp de 10 minute sau până se prăjește, amestecând o dată. Pus deoparte.

b) Puneți făina și restul de 1 cană de ovăz și ½ cană de caju într-un robot de bucătărie prevăzut cu o lamă de metal. Procesați până la omogenizare. Transferați într-un castron mediu și combinați cu cireșele și caju și ovăzul rezervat.

c) Amestecați ouăle, zahărul brun, uleiul, scorțișoara, sarea și vanilia într-un castron mare. Se amestecă amestecul de ovăz-caju până se omogenizează bine. Se intinde in tava pregatita.

d) Coaceți timp de 30 de minute sau până când se rumenesc.

e)

18. Brioșe cu fructe și nuci

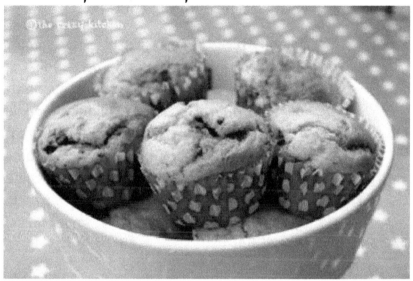

- 1 3/4 cani de faina integrala de patiserie
- 1½ linguriță de praf de copt
- 1½ linguriță de scorțișoară măcinată
- ½ lingurita de bicarbonat de sodiu
- ¼ lingurita sare
- 1 cană de iaurt fără grăsimi de vanilie
- ½ cană de zahăr brun
- 1 ou
- 2 linguri ulei de canola
- 1 lingurita extract de vanilie
- ½ cană de ananas zdrobit în suc, scurs
- 1/3 cană coacăze sau stafide

- $\frac{1}{4}$ cană morcovi rasi

a) Preîncălziți cuptorul la 400°F.

b) Combinați făina, praful de copt, scorțișoara, bicarbonatul de sodiu și sarea într-un castron mare. Combinați iaurtul, zahărul brun, oul, uleiul și vanilia într-un castron mediu. Amestecați amestecul de iaurt în amestecul de făină până când se omogenizează. (Cocoloașele sunt în regulă.) Încorporați nucile pecan, ananasul, coacăzele sau stafidele și morcovii.

c) Împărțiți aluatul uniform în 12 căni de brioșe acoperite cu spray de gătit.

d) Coacem 20 de minute, sau pana cand o scobitoare introdusa in centrul unei briose iese curata.

19. Chiftele de porc şi migdale

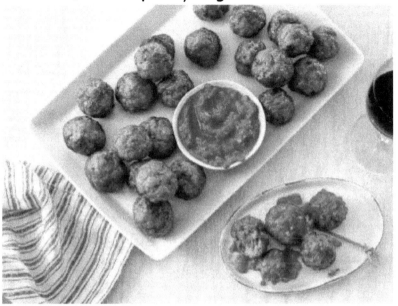

- 1 kilogram de muschi de porc, tăiat şi tăiat în bucăţi mici
- $1\frac{1}{2}$ linguriță de salvie uscată mărunțită
- 2 catei de usturoi, tocati
- 2 lingurite otet de vin rosu
- $\frac{1}{4}$ lingurita sare
- $\frac{1}{4}$ de linguriță piper negru proaspăt măcinat Ulei de măsline într-un pulverizator

a) Preîncălziți cuptorul la 375°F. Ungeți o tavă mare cu spray de gătit. Pus deoparte.

b) Se presează migdalele în bolul unui robot de bucătărie prevăzut cu o lamă de metal până se toacă grosier. Adăugați carnea de porc, salvie, usturoi, oțet, sare și piper. Pulsați până la măcinare uniformă.

c) Împărțiți amestecul în 12 porții egale și rulați în chiftele. Aranjați pe tava pregătită. Stropiți ușor cu ulei.

d) Coaceți aproximativ 25 de minute sau până când este fiert.

DESERTURI

20. Snack bars cu dovleac dublu

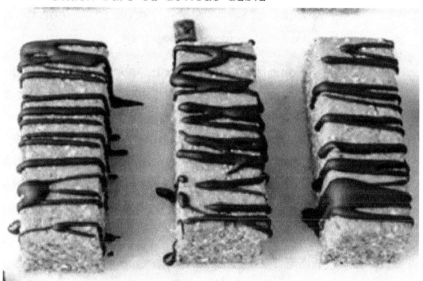

- 1 cană conserve de dovleac solid
- 1 cană morcov mărunțit
- $\frac{1}{2}$ cană zahăr
- 1/3 cană afine uscate sau stafide
- $\frac{1}{4}$ cana ulei de canola
- 2 ouă mari
- 1 cană de făină integrală de patiserie
- 1 lingurita praf de copt
- 1 lingurita scortisoara macinata
- $\frac{1}{2}$ lingurita de bicarbonat de sodiu
- $\frac{1}{4}$ lingurita sare

a) Măsurați 1 cană de semințe de dovleac într-un blender sau robot de bucătărie și procesați până se măcina fin. Pus deoparte. Tăiați grosier semințele rămase și lăsați deoparte.

b) Combinați dovleacul, morcovul, zahărul, merisoarele sau stafidele, uleiul și ouăle într-un castron mare și amestecați până se omogenizează bine. Adăugați făina, semințele de dovleac măcinate, praful de copt, scorțișoara, bicarbonatul de sodiu și sarea. Se amestecă până se omogenizează.

c) Se toarnă aluatul în tava pregătită și se întinde uniform. Se presară cu semințele de dovleac tocate rezervate. Coaceți timp de 22 până la 25 de minute sau până când partea superioară se ridică înapoi când este apăsată ușor. Se răcește complet în tigaie pe un grătar înainte de a tăia în 12 batoane.

21. Prajitura cu mere de recoltat

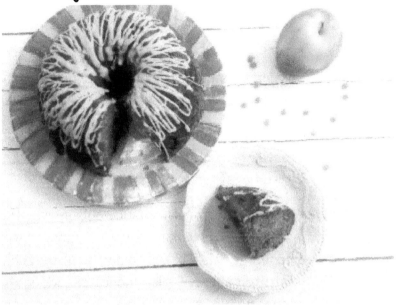

- 2 mere Granny Smith, decojite, fără miez
- 3/4 cană zahăr brun la pachet
- 1½ cani de faina integrala de patiserie
- 1 lingurita bicarbonat de sodiu
- 1 lingurita scortisoara macinata
- 1 lingurita de ghimbir macinat
- ½ lingurita de nucsoara macinata
- ½ lingurita sare
- 1/3 cană de zară cu conținut scăzut de grăsimi

- 1/3 cană ulei de canola
- 1 ou mare
- 1 lingurita extract de vanilie
- $\frac{1}{2}$ cană stafide

a) Combinați merele și zahărul brun într-un castron mare.

b) Combinați făina, bicarbonatul de sodiu, scorțișoara, ghimbirul, nucșoara și sarea într-un castron separat.

c) Amestecați zarul, uleiul, oul și vanilia într-un castron mic până se omogenizează. Turnați amestecul de zară peste amestecul de mere și adăugați nucile pecan și stafidele. Se amestecă până se combină. Adaugati amestecul de faina si amestecati pana se omogenizeaza aluatul. Se toarnă în tava pregătită și se întinde uniform. Coaceți timp de 35 până la 40 de minute.

d) Se răcește în tigaie pe un gratar. Se serveste cald sau la temperatura camerei.

22. Prajitura cu ciocolata-dovlecel

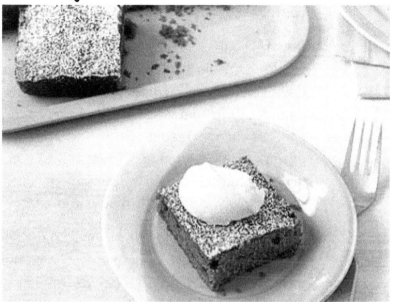

- 1 3/4 cani de faina integrala de patiserie
- $1\frac{1}{2}$ linguriță de praf de copt
- $\frac{1}{2}$ lingurita de bicarbonat de sodiu
- $\frac{1}{4}$ lingurita sare
- 2 oua
- $\frac{1}{2}$ cană zahăr
- $\frac{1}{2}$ cană iaurt cu conținut scăzut de grăsimi de vanilie
- 1/3 cană ulei de canola
- 1 lingurita extract de vanilie
- $1\frac{1}{2}$ cani de dovlecel tocat

a) Combinați făina, praful de copt, bicarbonatul de sodiu și sarea într-un castron mare.

b) Bateți ouăle, zahărul, iaurtul, uleiul și vanilia într-un castron mediu. Adaugă dovlecelul și $1\frac{1}{2}$ cană de chipsuri. Se amestecă în amestecul de făină doar până se omogenizează. Se întinde în tava pregătită și se coace timp de 30 de minute, sau până când se rumenește ușor și o picătură de lemn introdusă în centru iese curată.

c) Scoateți din cuptor și presărați peste prăjitură restul de $1\frac{1}{2}$ cani de chipsuri. Ungeți cu o spatulă mică pe măsură ce se topesc pentru a forma o glazură, introducându-le înapoi în cuptorul cald, dacă este necesar, pentru aproximativ 1 minut.

23. Dunking Cookies cu sos de arahide

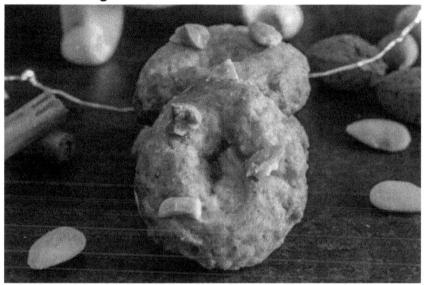

- 2 cani de faina integrala de patiserie
- $\frac{1}{2}$ lingurita de bicarbonat de sodiu
- $\frac{1}{4}$ lingurita sare
- 1 lingurita scortisoara macinata
- $\frac{1}{2}$ linguriță de ghimbir măcinat
- 4 linguri margarina fara trans
- 2 linguri ulei de canola
- 1/3 cană zahăr brun închis la pachet
- 1/3 cană + 2 linguri miere
- 1 ou mare
- $\frac{1}{2}$ cană lapte evaporat fără grăsimi

a) Combinați făina, bicarbonatul de sodiu, sarea, scorțișoara și ghimbirul într-un castron mediu. Pus deoparte.

b) Cremă margarina, uleiul, zahărul brun, 1/3 cană miere și oul cu un mixer manual. Adăugați ingredientele uscate rezervate și amestecați până se omogenizează.

c) Puneți cu linguri rotunjite pe foile de copt pregătite și coaceți timp de 10 până la 12 minute sau până când devin aurii. Lasam sa se raceasca pe tavi 5 minute. Transferați pe un gratar pentru a se răci complet.

d) Preparați sosul încălzind untul de arahide, laptele și 2 linguri de miere rămase într-o cratiță mică la foc mic. Se amestecă constant până se topește și se omogenizează. Serviți cald.

24. Macaroane Ciocolata-Migdale

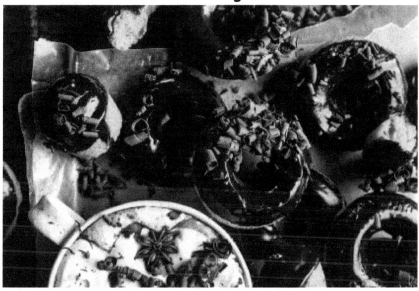

- 3/4 cană migdale albite
- $\frac{1}{2}$ cană zahăr
- 4 albusuri
- $\frac{1}{4}$ cană pudră de cacao neîndulcită
- 1 lingurita extract de vanilie
- $\frac{1}{2}$ linguriță extract de migdale
- $\frac{1}{4}$ lingurita sare
- $\frac{1}{2}$ cană lapte integral
- 2 linguri de zahăr brun la pachet

a) Prăjiți migdalele într-o tigaie mare și adâncă la foc mediu, amestecând des, timp de aproximativ 3 minute sau până când devin aurii. Puneți în bolul unui robot de bucătărie prevăzut cu o lamă de metal. Adăugați 1 lingură de zahăr

b) Bate albusurile spuma cu un mixer electric la viteza mare pana cand albusurile tin varfuri moi. Bateți treptat zahărul rămas până când albușurile țin vârfuri tari. Incorporați cacao, vanilia, extract de migdale și sarea. Incorporati usor migdalele.

c) Puneți amestecul cu linguri rotunjite pe foile de copt pregătite. Coaceți timp de 27 până la 30 de minute.

d) Faceți sosul încălzind ciocolata, laptele și zahărul brun într-o cratiță mică la foc mic. Se amestecă constant până se topește și se omogenizează. Serviți cald.

25. Pâine de carne de curcan

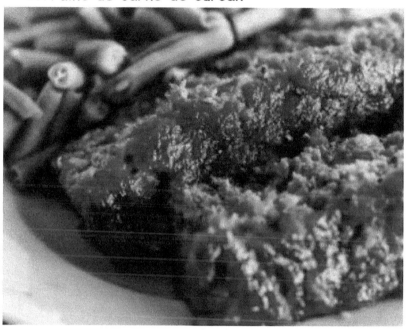

- 2 lingurite ulei de masline
- 1 morcov mare, ras
- 4 ceai, feliați subțiri
- 1 catel de usturoi, tocat
- 2 felii de paine integrala
- $\frac{1}{4}$ cană lapte fără grăsimi
- 2 albusuri, batute usor
- 1 kilogram de piept de curcan măcinat extra-slab
- $\frac{1}{4}$ cană parmezan ras

- ## 1 lingurita de salvie uscata

a) Încinge uleiul într-o tigaie mică antiaderență la foc mediu. Adăugați morcovul, ceapa și usturoiul și gătiți, amestecând des, timp de aproximativ 3 minute sau până când se înmoaie. Se ia de pe foc.

b) Între timp, tocați nucile într-un robot de bucătărie prevăzut cu o lamă de metal. Rupeți pâinea și adăugați la nuci. Pulsați până când ambele sunt măcinate până la firimituri fine. Transferați într-un castron mare. Cu o furculiță, se amestecă laptele și albușurile. Adăugați amestecul de curcan, pătrunjel, brânză, salvie, sare, piper și morcovi. Se amestecă ușor până se omogenizează.

c) Formați o pâine cu formă liberă de aproximativ 7 inchi lungime și 4½ inci lățime pe foaia de copt pregătită. Coaceți timp de 50 până la 60 de minute

26. Biscuiți cu ciocolată și afine

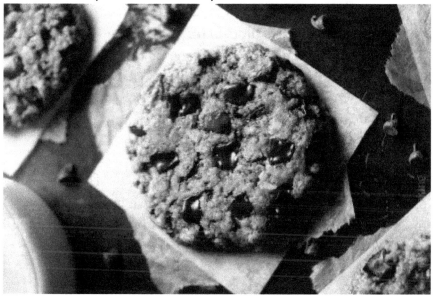

- 2 căni de ovăz rulat
- $\frac{1}{2}$ cană de făină integrală de patiserie
- 3/4 lingurita bicarbonat de sodiu
- $\frac{1}{2}$ lingurita de scortisoara macinata
- $\frac{1}{4}$ lingurita sare
- $\frac{1}{2}$ cană de zahăr brun
- 1/3 cană ulei de canola
- 3 albusuri mari
- 2 lingurite extract de vanilie
- 3/4 cana afine, tocate grosier
- 1 cană chipsuri de ciocolată semidulce

a) Combinați ovăzul, făina, bicarbonatul de sodiu, scorțișoara și sarea într-un castron mare. Se amestecă zahărul brun, uleiul, albușurile și vanilia într-un castron separat. Se toarnă amestecul de zahăr în amestecul de făină și se amestecă până se omogenizează bine. Încorporați merișoarele, nucile și chipsurile de ciocolată.

b) Puneți aluatul cu linguri pe foile de copt pregătite. Coaceți fursecurile timp de 10 minute sau până când devin maro auriu. Transferați pe un grătar pentru a se răci complet.

27. Pizza cu curcan Santa Fe

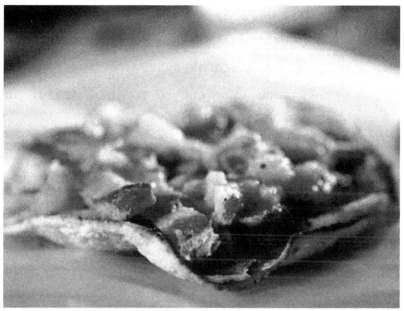

- 4 tortilla de grau integral
- 6 uncii piept de curcan măcinat
- 1 ardei gras rosu mic, tocat
- 1 dovlecel mic, feliat subțire
- $\frac{1}{4}$ cana ceapa rosie tocata
- 1 cană de porumb
- 1 cană conserve de fasole neagră fără sare adăugată
- 1 lingură pudră de chili
- $1\frac{1}{2}$ cani de salsa ușoară, groasă
- 2 linguri coriandru tocat

- 1/3 cană amestec de brânză mexicană mărunțită cu conținut redus de grăsimi
- 2 linguri de ardei iute jalapeño tocat (opțional)
- 2 căni de scarola mărunțită
- $\frac{1}{4}$ cană smântână cu conținut scăzut de grăsimi (opțional)

a) Într-o tigaie mare antiaderentă, la foc mediu-mare, gătiți curcanul, ardeiul gras, dovlecelul și ceapa. Se amestecă porumbul, fasolea, măslinele și pudra de chili și 3/4 de cană de salsa.

b) Acoperiți tortilla cu amestecul de curcan, întinzându-se la $\frac{1}{2}$" de la margini. Coaceți timp de 8 minute. Stropiți cu brânză și coaceți timp de 1 până la 2 minute sau până se topește.

28. Frappe de portocale cu căpşuni

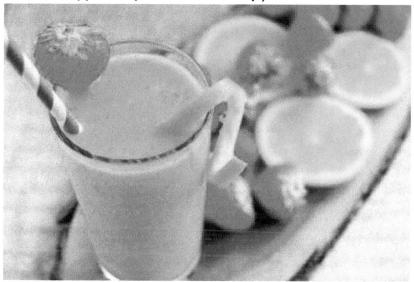

- $\frac{1}{4}$ cană de brânză ricotta cu conţinut scăzut de grăsimi
- 1 lingura lapte uscat degresat
- $1\frac{1}{2}$ linguriţă miere
- 1 lingurita coaja de portocala
- $\frac{1}{4}$ de cană de căpşuni congelate, proaspete sau parţial dezgheţate

a) Combinați brânza, laptele uscat, mierea, uleiul de in și coaja de portocală într-un blender.

b) Procesați până când este foarte omogen. Acoperiți cu căpșuni

29. Sorbet de fructe de padure

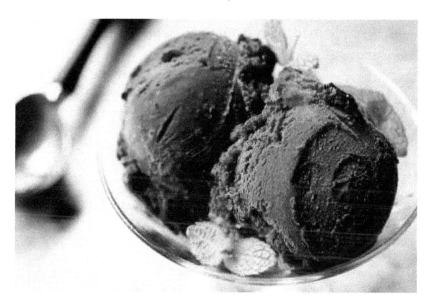

INGREDIENTE

- 100 g zahăr

- 270 ml apă

- 500 g fructe de padure

- Suc de 1 lămâie

a) Adaugati zaharul si apa intr-o cratita si fierbeti 10 minute sau pana cand zaharul s-a dizolvat si s-a format un sirop usor.

b) Amplasați fructele de pădure și sucul de lămâie într-un blender, până se omogenizează și treceți printr-o sită pentru a îndepărta semințele.

c) Se toarnă în aparatul de înghețată și se înghetă conform instrucțiunilor producătorului.

30. sushi

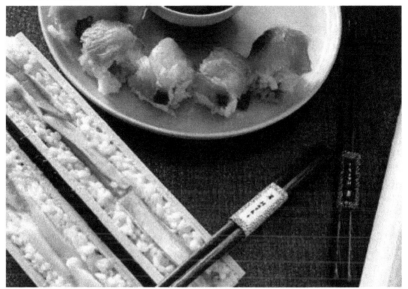

- 100 g orez cu conținut scăzut de proteine

- 250 ml apă

- 2 linguri de oțet de vin alb japonez

- 1 lingura Mirin

- 2 linguri de zahăr tos

- $\frac{1}{4}$ Castraveți, tăiați în betișoare

- $\frac{1}{4}$ ardei roșu

- $\frac{1}{2}$ pulpă de avocado, tăiată în felii mici

- $\frac{1}{2}$ morcov, decojit și tăiat felii

- 10 g Ghimbir

a) Fierbeți orezul în apă într-o tigaie la foc mediu timp de 20 de minute sau până când toată apa este absorbită.

b) Se lasa sa se raceasca si apoi se adauga otetul de vin alb, mirinul si zaharul tos.

c) Întindeți niște folie alimentară pe rola de sushi.

d) Acoperiți folia alimentară cu orez, întinzându-l uniform pe toată foaia. Așezați legumele pe o parte a covorașului.

31. Briose cu afine

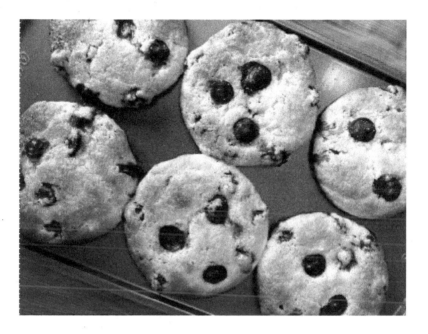

- 150 g zahăr brun

- 1 lingura Praf de copt

- 1 lingură înlocuitor de ouă

- 325 g de amestec multifuncțional Fate cu conținut scăzut de proteine

- 120 g margarina

- 240 ml suc proaspăt de portocale

- 100 g Afine

a) Puneți zahărul, praful de copt, înlocuitorul de ouă și amestecul multifuncțional Fate Low Protein într-un castron și amestecați bine.

b) Adăugați margarina și sucul de portocale la amestec și amestecați până la o consistență netedă.

c) Așezați formele pentru brioșe în tava pentru brioșe. Turnați amestecul uniform în cele 12 cutii de brioșe.

d) Coaceți la cuptor pe raftul din mijloc timp de 30 de minute.

32. Tartă cu melasă

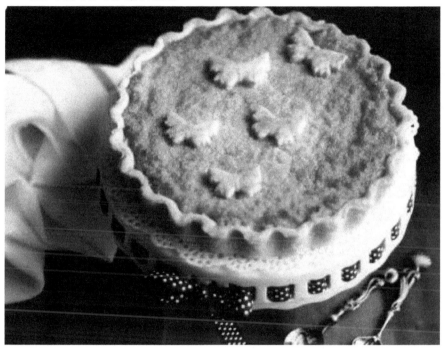

- 250 g de amestec multifuncțional Fate cu conținut scăzut de proteine

- 125 g margarină moale

- 30 g zahăr

- 60 ml apă

- Pentru umplere:

- 170 g pâine cu conținut scăzut de proteine

- 465 g sirop de aur

- 1 lingurita suc de lamaie

- 2 linguri înlocuitor de ouă

a) Frecați amestecul multifuncțional Fate cu conținut scăzut de proteine și margarina împreună folosind degetele într-un bol de amestecare până arată ca niște firimituri groase.

b) Într-un bol, amestecă zahărul și apa, până când zahărul a dispărut. Amestecați amestecul Fate pentru a face un aluat de patiserie.

c) Întindeți un amestec multifuncțional Fate Low Protein pe un blat curat și striviți aluatul cu pumnii până la omogenizare. Coaceți la cuptor pe raftul din mijloc timp de 30 de minute. (Adulți)

33. Affogato "înghețată"

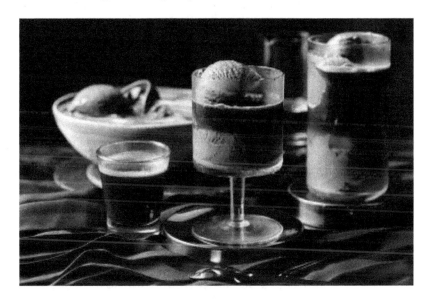

INGREDIENTE

* 500 ml ProZero pentru biciuire'cremă', răcită

* 100 g zahăr tos

* 1 shot de espresso

a) bate pentru a biciui'cremă'timp de aproximativ 2-3 minute pana se ingroasa, usoara si aerisita. Adăugați zahărul tos și amestecați bine.

b) Turnați amestecul într-un recipient adecvat și puneți la congelator pentru aproximativ o oră sau până când se răcește și încep să se formeze cristale de gheață pe margini.

c) Scoateți din congelator.

d) Folosind o furculiță sau un tel de sârmă, bateți rapid'inghetata'pentru a sparge cristalele de gheață.

e) Așezați'inghetata'înapoi în congelator pentru a se solidifica timp de cel puțin 3 ore. Ia o lingura de'inghetata'și deasupra cu un shot de espresso.

34. „îngheţată" de cafea

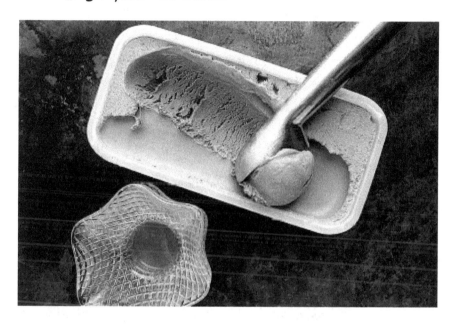

INGREDIENTE

* 500 ml ProZero pentru biciuire'cremă', răcită

* 100 g zahăr tos

* 1-2 lingurite granule de cafea instant

a) Puneți biciuirea ProZero răcită'cremă'într-un castron și folosiți un tel electric de mână pentru a bate'cremă'timp de aproximativ 2-3 minute pana se ingroasa, usoara si aerisita.

b) Adăugați zahărul și granulele de cafea și amestecați bine.

c) Turnați amestecul într-un recipient adecvat și puneți la congelator pentru aproximativ o oră sau până când se răcește și încep să se formeze cristale de gheață pe margini.

d) Scoateți din congelator și, folosind o furculiță sau un tel de sârmă, bateți rapid'inghetata'pentru a sparge cristalele de gheață.

e) Așezați'inghetata'înapoi în congelator pentru a se solidifica timp de cel puțin 3 ore.

35. Brownie de cafea

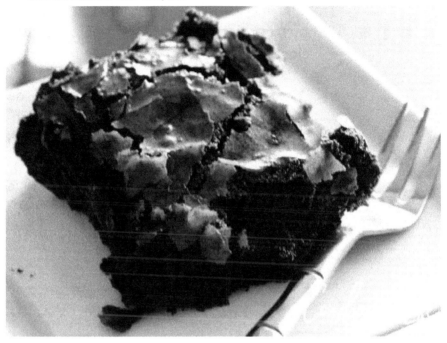

INGREDIENTE

- 3 batoane Vitabite, rupte în bucăți

- 1 Mix de tort cu aromă de ciocolată cu conținut scăzut de proteine

- 25 g margarină moale

- 120 ml ProZero

- 1 lingura granule de cafea instant

- 1 lingurita esenta de vanilie

a) Topiți Vitabite într-un castron termorezistent peste o tigaie cu apă clocotită.

b) Puneți amestecul de tort cu aromă de ciocolată cu conținut scăzut de proteine Fate într-un bol de amestecare. Adăugați margarina.

c) Într-o ceașcă separată, amestecați ProZero, cafeaua și esența de vanilie și adăugați în bol.

d) Folosind un tel cu balon, amestecați bine timp de 1 minut, apoi amestecați Vitabite topit.

e) Se toarnă amestecul în forma de tort tapetată.

f) Coaceți pentru 20-25 de minute până a crescut.

g) Scoatem din cuptor si lasam la racit 5-10 minute.

36. Aebleskiver

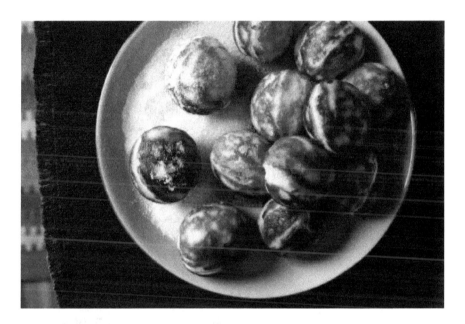

INGREDIENTE

- 150 g de amestec multifuncțional Fate cu conținut scăzut de proteine

- 1 lingurita Praf de copt

- 1 lingura de sare

- ½ linguriță scorțișoară, măcinată

- 2 linguri înlocuitor de ouă

- 175 ml ProZero

- 400g Piersici conservate, scurse

- 30 g zahăr pudră

a) Puneți amestecul multifuncțional Fate Low Protein, praful de copt, sarea, scorțișoara și înlocuitorul de ouă într-un castron și amestecați.

b) Adăugați ProZero și amestecați pentru a forma un aluat gros.

c) Loc $\frac{1}{2}$ linguriță de aluat în fiecare dintre găurile pentru cupcake.

d) Adăugați 1 segment de piersică la fiecare. Adăugați altul $\frac{1}{2}$ lingura de amestec deasupra.

e) Coaceți la cuptor timp de 10 minute sau până devin aurii.

37. Pan haggerty

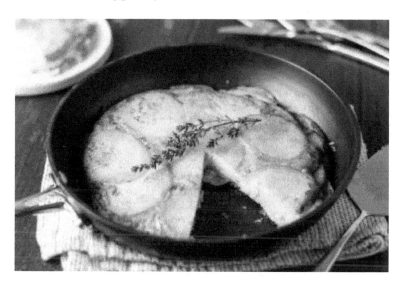

INGREDIENTE

- 4 cartofi dulci

- 50 g unt

- 1 ceapa rosie, curatata si taiata felii

- 1 ceapa alba, curatata si taiata felii

- Bloc de aromă Violife Original 200 g

- Sare si piper dupa gust

a) Puneți cartofii dulci într-o cratiță, acoperiți cu apă și fierbeți timp de 10 minute.

b) Scurgeți excesul de apă, lăsați deoparte și lăsați să se răcească. Adăugați 40 g de unt și ceapa albă și roșie într-o cratiță și gătiți la foc mediu timp de 5 minute sau până când se înmoaie.

c) Într-o caserolă, așezați legumele; jumatate din ceapa, o treime din Violife, jumatate din cartofi, urmata de ceapa ramasa, o alta treime din Violife, cartofii ramasi si in final se pune deasupra restul de Violife.

d) Asezonați după gust și coaceți la cuptor timp de 1 oră și 30 de minute sau până când devin aurii și gătiți.

38. Mousse de ouă de Paşte

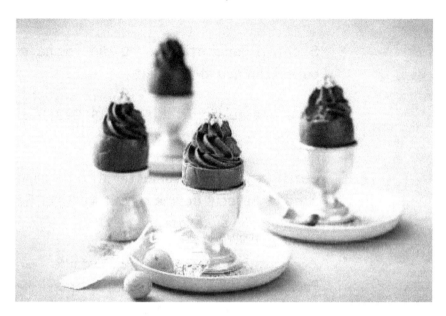

- 8 batoane Vitabite de 25 g

- 25 g unt

- 75 g de bezele Freedom

- 30 ml apă

- $\frac{1}{2}$ linguriță extract de vanilie

- 140 ml ProZero'crema dubla'

a) Topiți 3 batoane Vitabit într-un castron termorezistent peste o tigaie cu apă clocotită.

b) Scoateți jumătățile de ou din forme și puneți din nou la frigider.

c) Puneți restul de Vitabite, untul, bezele și apa într-o cratiță mică.

d) Gatiti la foc mic si amestecati bine pana cand amestecul devine o textura fina. Se ia de pe foc si se lasa la racit.

e) Adăugați extractul de vanilie în ProZero'crema dubla'și bateți până se formează vârfuri ferme

f) Îndoiți ușor ProZero bătut'crema dubla'în amestecul neted de Vitabite și împărțiți în mod egal între formele pentru ouă de Paște.

39. Biscuiți cu dulceață

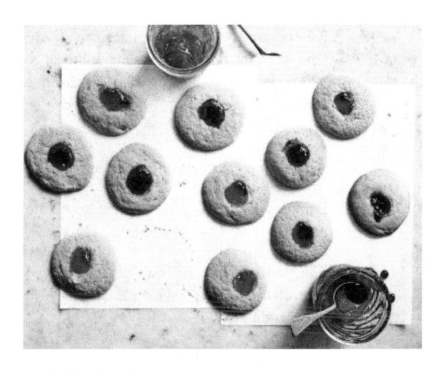

INGREDIENTE

- 200 g de amestec multifuncțional Fate cu conținut scăzut de proteine

- 40 g pudră de cremă

- 70 g zahăr (plus 2 linguri pentru pudrat)

- 160 g margarina

- 100 g gem fără semințe la alegere

a) Puneți amestecul multifuncțional Fate Low Protein, pudra de cremă, zahărul și margarina într-un castron și, folosind o spatulă, amestecați bine până se formează un aluat.

b) Acoperiți o tavă cu hârtie de copt.

c) Întindeți aluatul între două foi de hârtie rezistentă la 3 cm grosime.

d) Tăiați 10 inimioare din aluat folosind tăietorul mare de inimioare și puneți-le pe tava de copt.

e) Cu ajutorul tăietorului mai mic, tăiați centrul din 5 biscuiți. Ar trebui să aveți 5 funduri solide în formă de inimă și 5 biscuiți cu centrele decupate în formă de inimă. Coaceți timp de 20 de minute.

40. mizerie Eton

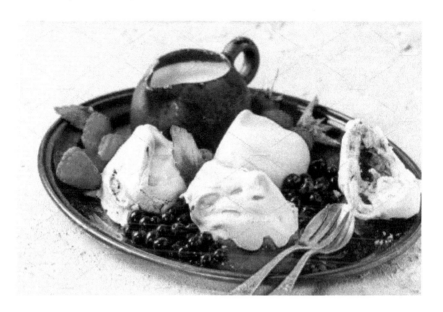

INGREDIENTE

- 50 g Bezea cu conținut scăzut de proteine, ruptă în bucăți mici

- 50 g Zmeură

- 50 g Capsuni, tocate

- Food Heaven Heavenly Whipped!

a) Puneți bezele, Food Heavenly Whipped!, zmeură și căpșuni și în două boluri de sticlă.

b) Servi.

41. Bezea

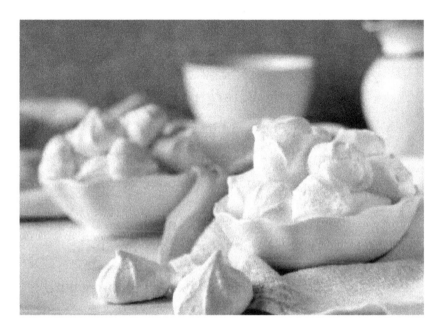

INGREDIENTE

- 100 ml Aquafaba

- $\frac{1}{4}$ lingurita crema de tartar

- 100 g zahăr tos

- 1 lingurita esenta de vanilie

a) Turnați apă clocotită într-un bol de sticlă curat, acest lucru va elimina orice exces de grăsime de pe vas dacă este necesar

b) Puneți aquafaba și crema de tartar în bol și bateți cu telul electric, până formează vârfuri moi.

c) Adăugați zahărul tos treptat, câte 1 lingură și amestecați între fiecare lingură. Bateți până formează vârfuri tari.

d) Adaugati esenta de vanilie si bateti 10 secunde, pana se omogenizeaza.

e) Turnați amestecul într-o pungă și puneți formele dorite pe o tavă tapetată.

f) Coaceți la cuptor pentru 90 de minute.

SANDWICHES & BURGERI

42. Sandwich cu ciuperci

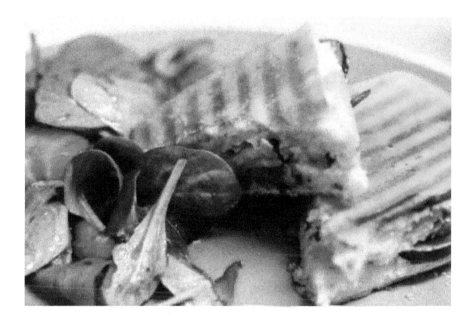

- 1 cană de anghinare din conserva Suc de $\frac{1}{2}$ lămâie

- 1 lingura ulei de masline

- 1 lingurita de usturoi tocat

- 1 lingurita otet alb

- $\frac{1}{4}$ linguriță sare, piper negru măcinat

- 2 capace de ciuperci portobello

- 1 dovlecel, tăiat în bucăți de 3"

- 2 linguri ulei de masline

- 1 roșie medie, feliată

- 2 rulouri multicereale, cu interiorul scos

- 2 uncii brânză de capră proaspătă

a) Combinați toate ingredientele de tapenadă în bolul unui robot de bucătărie prevăzut cu o lamă de metal.

b) Pentru a pregăti sandvișul: Preîncălziți cuptorul la 400°F. Aranjați ciupercile și dovlecelul pe o foaie de copt antiaderentă. Stropiți cu 1 lingură ulei de măsline. Se prăjește timp de 10 minute. Aranjați feliile de roșii pe aceeași foaie de copt, stropiți cu lingura rămasă de ulei de măsline și continuați să prăjiți, răsturnând legumele la jumătatea gătitului, timp de 20 de minute, sau până sfârâie și orice lichid este gătit.

43. Burgeri cu ciuperci la grătar

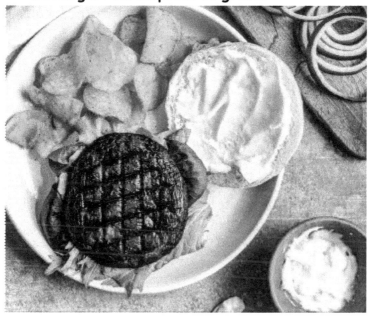

- 2 capace mari de ciuperci portobello
- 4 lingurite otet balsamic
- ½ cană fâșii de ardei gras roșu prăjit
- 2 chifle din grau integral 100%.
- 2 felii (3/4 uncie fiecare) provolone
- 4 frunze de salată frisée

a) Preîncălziți o tigaie pentru grătar la foc mediu.

b) Ciupercile la grătar timp de 8 minute, întorcându-le la jumătate în timpul gătitului și ungându-le cu oțet. Încălziți fâșiile și chiflele de ardei pe tigaia pentru grătar.

c) Întindeți 1 lingură pesto pe fiecare fund de chiflă, apoi puneți o ciupercă acoperită cu 1 felie de brânză și jumătate din felii de ardei. Puneți 2 frunze frisee deasupra fiecărui burger, stropiți cu oțet suplimentar, dacă doriți, și acoperiți cu blatul de chiflă.

44. Sandvişuri cu măsline-cremă de brânză

- 1 pachet (8 uncii) brânză Neufchâtel, înmuiată
- 4 ceai, tocati
- $\frac{1}{4}$ linguriță sos de ardei iute (opțional)
- 12 biscuiți de grâu cu conținut scăzut de sodiu
- 2 roșii prune, feliate subțiri

a) Combinați brânza, măslinele, ceai și sosul de ardei iute, dacă doriți, într-un castron mic.

b) Întindeți pe biscuiți. Acoperiți cu roșiile.

45. Sandvişuri cu somon cu Wasabi

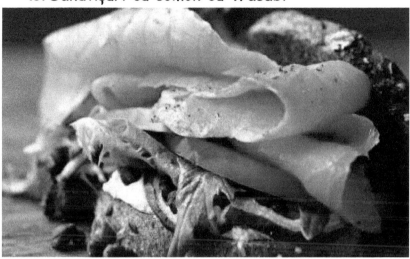

- $\frac{1}{4}$–$\frac{1}{2}$ lingurita pasta de wasabi
- 2 căni (cutie de 14,75 uncii) somon sălbatic din Alaska conservat, scurs
- 8 felii subtiri paine 100% integrala, prajita
- 4 felii subtiri de ceapa rosie
- 4 inele subtiri ardei gras rosu
- 4 linguriţe de ghimbir murat feliat
- 1 cană rucola

a) Combinați maioneza și $\frac{1}{4}$ de linguriță de pastă de wasabi și amestecați până se omogenizează. Adăugați mai mult wasabi, dacă doriți, după gustul dvs. Încorporați ușor somonul.

b) Puneți 4 felii de pâine pe o suprafață de lucru și acoperiți fiecare cu $\frac{1}{2}$ cană din amestecul de somon, 1 felie de ceapă separată în rondele, 1 inel de ardei, 1 linguriță de ghimbir și $\frac{1}{4}$ de cană de rucola. Acoperiți cu restul de 4 felii de pâine.

46. Sandviş cu pui cu brânză

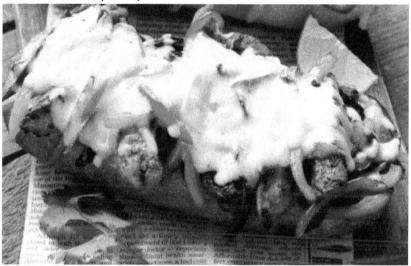

- 2 tortilla de porumb (6" diametru)
- 1 felie (3/4 uncie) de brânză Cheddar cu conținut scăzut de grăsimi
- 1 uncie felii subțiri de piept de pui gătit, dezosat și fără piele
- 1 frunză de salată verde, tăiată bucăți
- 2 lingurite salsa
- 2 lingurițe de coriandru proaspăt tocat

a) Încinge uleiul într-o tigaie antiaderentă la foc mediu-mare. Gatiti tortilla aproximativ 1 minut pe fiecare parte sau pana se rumenesc usor (vor deveni crocante pe masura ce se racesc). Transferați tortilla pe o suprafață de lucru. Așezați brânza peste 1 tortilla.

b) Puneți puiul în tigaie (nu îl ștergeți mai întâi) și gătiți timp de 30 de secunde sau până când se încălzește.

c) Acoperiți tortilla acoperită cu brânză cu pui, salată verde, salsa, coriandru și, la sfârșit, tortilla rămasă. Cu un cuțit zimțat, tăiați în 2 semiluni.

47. Panini de curcan cu avocado

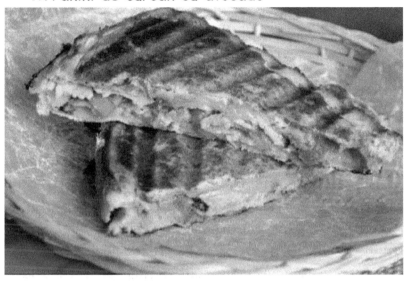

- 4 felii de pâine integrală
- ¼ de kilogram de piept de curcan cu conținut redus de sodiu feliat
- 4 felii de roșii friptură
- ¼ cană rucola pentru copii
- 2 lingurițe de muștar de Dijon
- 1 lingurita ulei de masline extravirgin

a) Pune 1 felie de pâine pe o suprafață de lucru. Acoperiți cu jumătate de curcan, felii de roșii, felii de avocado și rucola. Întindeți o altă felie de pâine cu jumătate de muștar și puneți, cu muștarul în jos, pe rucola. Repetați cu ingredientele rămase.

b) Se încălzește o tigaie antiaderență la foc mediu până se încinge. Lucrând cu câte un sandviș la un moment dat, ungeți ușor exteriorul fiecărui sandviș cu $\frac{1}{4}$ de linguriță de ulei și puneți-l pe tigaie. Puneți o tigaie cu fundul greu deasupra sandvișului și gătiți timp de 1 până la 2 minute pe fiecare parte sau până când este prăjită și caldă în centru.

c)

48. Sandvișuri cu șuncă la grătar

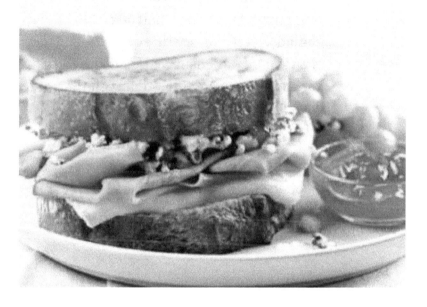

- 8 felii de paine multicereale, prajita
- 2 linguri maioneza cu ulei de canola
- 1 cană crenguțe de rucola sau de nasturel pentru copii
- $\frac{1}{4}$ de kilogram de șuncă slabă, cu conținut scăzut de sodiu, tăiată subțire
- 1 pară Bartlett roșie coaptă, tăiată în sferturi, fără miez și tăiată în felii subțiri
- $\frac{1}{4}$ cană brânză Gorgonzola măruntită

a) Preîncălziți broilerul. Aranjați pâinea pe o tavă de copt. Intindeti 4 felii cu maioneza si intindeti deasupra rucola sau cresonul impartind uniform. Acoperiți aceleași felii cu porții egale de șuncă și aranjați pe deasupra feliile de pere. Presarati branza si migdale feliate peste para.

b) Puneți sub broiler timp de 1 până la 2 minute sau până când brânza se topește. Acoperiți cu pâinea rămasă. Tăiați pe diagonală și serviți cald.

49. Burger de ton cu lamaie Aioli

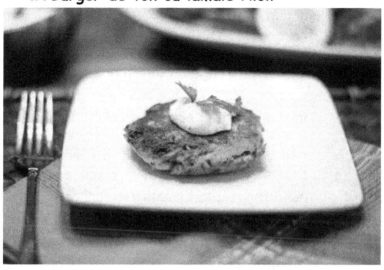

- 1 lingura suc de lamaie
- ½ cățel de usturoi, tocat
- ½ ceapă verde, tăiată subțire
- 4 (4 uncii) fripturi de ton cu înotătoare galbenă
- 2 lingurite ulei de canola
- ¼ lingurita sare
- 4 chifle de hamburger
- 1 cană frunze proaspete de rucola
- ¼ castravete, tăiat în 12 felii

a) Ungeți un grătar cu spray de gătit. Pregătiți grătarul la foc mediu-mare.

b) Combinați maioneza, sucul de lămâie, usturoiul și ceapa într-un castron și amestecați bine.

c) Ungeți fripturile de ton cu ulei și stropiți cu sare. Prăjiți timp de 2 minute pe fiecare parte sau până când este bine marcat și gătit până la nivelul dorit.

d) Aranjați fundul chiflei pe fiecare dintre cele 4 farfurii. Acoperiți fiecare cu $\frac{1}{4}$ de cană de rucola, 3 felii de castraveți și 1 friptură de ton. Ungeți jumătatea superioară a fiecărei chifle cu amestecul de maioneză și puneți fiecare pe friptura de ton. Serviți imediat.

50. Carne de porc trasă la grătar

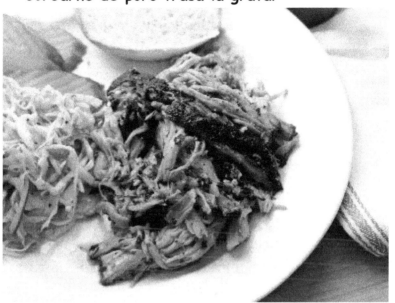

- 1½ kg muschi de porc dezosat, tuns din toata grasimea vizibila
- 1 ceapă medie, tocată (aproximativ ½ cană)
- 2/3 cană ketchup
- 1 lingura otet de cidru
- 1 lingura melasa
- 2 lingurițe de zahăr brun la pachet
- 2 lingurițe pudră de muștar
- 1½ linguriță pudră de usturoi
- 1 lingurita sos Worcestershire

- $\frac{1}{4}$ lingurita piper negru proaspat macinat
- $1\frac{1}{2}$ cani supa de pui sau legume
- 6 chifle de hamburger din grau integral

a) Adăugați ceapa și gătiți încă 5 minute, sau până când ceapa începe să devină aurie. Adăugați ketchup-ul, oțetul, melasa, zahărul, pudra de muștar, pudra de usturoi, sosul Worcestershire, piper negru și bulionul.

b) Se amestecă bine pentru a se combina și se aduce la fierbere la foc mediu-mare. Reduceți focul la mic, acoperiți și fierbeți, amestecând ocazional, timp de 1 oră și jumătate.

c) Acoperiți oala și fierbeți încă 10 minute, sau până când sosul s-a îngroșat puțin și carnea de porc este foarte fragedă. Se ia de pe foc.

d) Trageți carnea de porc în bucăți cu două furculițe și serviți pe chifle de hamburger din grâu integral.

SUPE & SALATE

51. Supă rece de vară

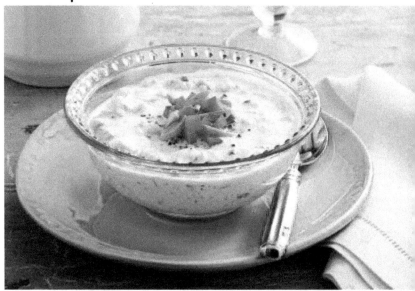

- 4 morcovi mari, tocați grosier
- 2 cutii (14½ uncii fiecare) bulion de pui cu conținut redus de sodiu
- 1 dovleac mare de vara galben, tocat
- ½ ceapă roșie mică, tocată
- 1 catel de usturoi
- 3/4 lingurita de chimen macinat
- ½ lingurita sare
- ¼ lingurita coriandru macinat
- ¼ lingurita piper negru macinat

- 3/4 cană iaurt simplu cu conținut scăzut de grăsimi
- Arpagic proaspăt, tăiat în lungimi de $\frac{1}{4}$ inch (opțional)

a) Combinați morcovii și bulionul într-o cratiță mare acoperită și aduceți la fierbere. Reduceți focul la mediu și fierbeți aproximativ 7 minute sau până când morcovii încep să se înmoaie.

b) Adăugați dovleceii, ceapa, usturoiul, chimenul, sare, coriandru și piper. Acoperiți și ridicați căldura la mare. De îndată ce amestecul începe să fiarbă, reduceți focul la mic și fierbeți timp de 15 până la 20 de minute, sau până când legumele sunt foarte fragede și aromele sunt amestecate.

c) piure supa până la omogenizare. Se toarnă într-un bol, se acoperă și se dă la frigider pentru 1 oră.

d) Se amestecă iaurtul în supă până se combină.

52. Supă de roşii cu avocado

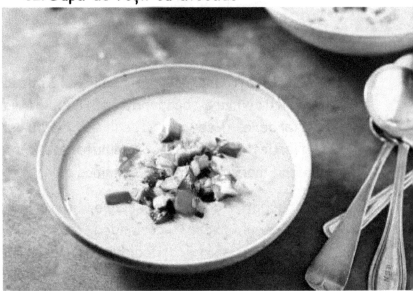

- 1 conserve (28 uncii) de roşii întregi
- $\frac{1}{2}$ ceapă dulce, tăiată felii
- 1 cană bulion de legume cu conţinut redus de sodiu
- 1 cană apă
- $\frac{1}{2}$ lingurita piper macinat
- 1 cană de zară
- $\frac{1}{4}$ de cană de iaurt în stil grecesc fără grăsimi

a) Preîncălziţi cuptorul la 350°F.

b) Turnați roșiile (cu suc) într-o tavă de copt de 11" x 17". Se împrăștie ceapa deasupra și se coace 1 oră, sau până când amestecul este gros și ceapa începe să se rumenească.

c) Transferați amestecul într-un blender. Adăugați bulionul, apa și piperul și faceți piure până la omogenizare.

d) Se încălzește amestecul de supă într-o oală la foc mediu-mic timp de 5 minute sau până când se încălzește. Adăugați zara și amestecați pentru a se combina.

e) Ornați fiecare porție cu 1 lingură de iaurt și $\frac{1}{4}$ din feliile de avocado.

53. Supă de dovlecei

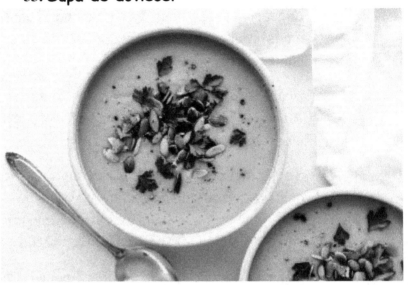

Ingrediente:

- 1 praz mare, spalat si taiat felii subtiri

- 1 dovleac mare

- 4 catei de usturoi, tocati

- 1 lingura amestec de copt Loprofin

- 1 lingura ulei vegetal

- Mix de băuturi LP de 6,5 oz

- Pătrunjel proaspăt, tocat

- Piper negru

a) Pune prazul, bucățile de dovleac, usturoiul și uleiul într-o cratiță mare și adâncă. Gatiti usor timp de 3-4 minute pana cand legumele incep sa se inmoaie, dar nu se rumenesc.

b) Amestecați amestecul de copt cu LP-Drink Mix și turnați 32 uncii de apă caldă. Amesteca bine.

c) Se toarnă treptat amestecul lichid în tigaie și se aduce la fierbere, amestecând continuu. Amestecul de piure

d) Turnați aproximativ un sfert din supă într-un castron de servire și lăsați să se răcească puțin înainte de a amesteca puțin pătrunjel tocat.

54. Supă africană de arahide

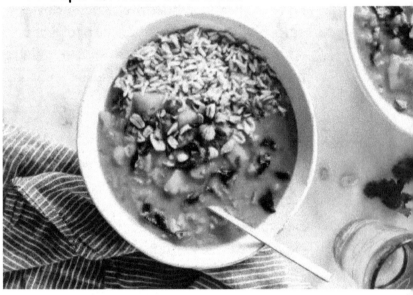

- 1 lingura ulei de canola
- 1 ceapa, tocata
- 2 coaste telina, tocate
- 2 morcovi, tocați
- 1 catel de usturoi, tocat
- 1 lingura ghimbir ras
- 3 căni de bulion de legume cu conținut redus de sodiu
- 2 linguri de suc de lamaie proaspat stors
- 2 linguri de arahide nesarate tocate
- 2 linguri coriandru proaspăt tocat

a) Încinge uleiul într-o oală mare sau cuptor olandez la foc mediu-mare. Adăugați ceapa, țelina și morcovii. Gatiti, amestecand ocazional, timp de 5 minute sau pana ce ceapa se inmoaie.

b) Adăugați usturoiul, ghimbirul și 2 căni de bulion. Reduceți focul la mic, acoperiți și fierbeți timp de 30 de minute sau până când legumele sunt foarte fragede.

c) Transferați supa într-un robot de bucătărie prevăzut cu o lamă de metal sau un blender (în loturi, dacă este necesar). Procesați până la omogenizare.

d) Întoarceți supa în oală și adăugați untul de arahide, sucul de lămâie și 1 cană de bulion rămasă. Gatiti 5 minute.

55. Supă de linte

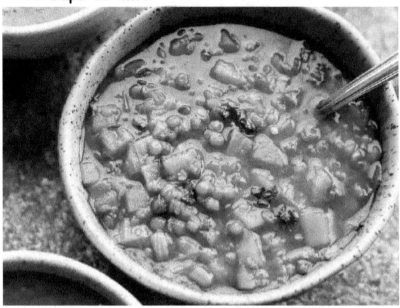

- 1 lingura ulei de masline
- 1½ linguriță de semințe întregi de chimen
- 1 ceapa mare, tocata
- 4 catei de usturoi, tocati
- ½ lingurita coriandru macinat
- ½ linguriță piper negru proaspăt măcinat
- 1 lingurita boia
- 1 1/3 cani (½ kilogram) de linte, sortata si clatita
- 5 căni de apă

- 1 conserve (14$\frac{1}{2}$ uncii) de roșii tăiate cubulețe
- 2 căni de spanac proaspăt mărunțit la pachet
- $\frac{1}{2}$ lingurita sare
- $\frac{1}{2}$ cană iaurt grecesc fără grăsimi

a) Puneți uleiul și semințele de chimen într-un cuptor olandez sau într-o cratiță mare mare la foc mediu.

b) Gătiți, amestecând, timp de 2 până la 3 minute sau până când este parfumat. Se amestecă ceapa, usturoiul, coriandru și ardeiul și se gătesc, amestecând des, timp de 4 până la 6 minute, sau până când ceapa și usturoiul sunt fragezi. Se amestecă boia de ardei.

c) Adăugați lintea și apa. Acoperiți și aduceți la fierbere. Reduceți focul la mic și fierbeți, acoperit, timp de 30 până la 35 de minute, sau până când lintea este foarte fragedă.

d) Se amestecă roșiile, spanacul, alunele și sarea. Se mărește focul și se fierbe, neacoperit, încă 5 minute.

56. Supă italiană de verdeață și fasole

- 1 lingura ulei de masline
- 1 ceapa mare, tocata
- 4 morcovi, tocați
- 1 conserve (14$\frac{1}{2}$ uncii) de roșii tăiate cubulețe cu usturoi prăjit (sucul rezervat)
- 2 cutii (14$\frac{1}{2}$ uncii fiecare) bulion de pui cu conținut redus de sodiu
- 3 cutii (15 uncii fiecare) de fasole cannellini fără sare, clătite și scurse
- 1 lingura rozmarin uscat tocat
- 3 căni de apă
- $\frac{1}{2}$ kilogram de scarola, tocat grosier
- $\frac{1}{2}$ lingurita sare
- $\frac{1}{2}$ cană rasă
- Branza Romano

a) Încinge uleiul de măsline într-o oală mare la foc mediu-înalt. Gatiti ceapa si morcovii timp de 10 minute sau pana cand legumele se inmoaie.

b) Adăugați roșiile și sucul lor, bulionul, fasolea, rozmarinul și 3 căni de apă. Acoperiți și gătiți aproximativ 10 minute, sau până când amestecul începe să fiarbă.

c) Reduceți focul și adăugați scarola și sarea. Gatiti, descoperit, cu 15 minute mai mult sau pana cand aromele se combina. Se amestecă brânza.

57. Supă de ceapă de vită fără brânză

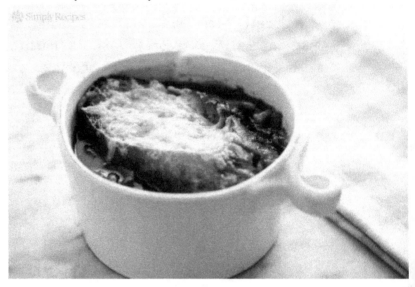

- 8 uncii mușchi de vită, tăiat
- 3 cepe mari, feliate subțiri
- 2 catei de usturoi, tocati
- 2 linguri de otet balsamic
- 4 căni bulion de vită cu conținut redus de sodiu
- 1 lingurita sos Worcestershire

a) Se încălzește 1 lingură de ulei într-o oală mare la foc mediu-mare. Adăugați carnea de vită și gătiți aproximativ 2 până la 3 minute pe fiecare parte.

b) Adăugați restul de 3 linguri de ulei în oală și reduceți focul la mediu. Adăugați ceapa și zahărul și gătiți, amestecând ocazional, aproximativ 25 de minute sau până când devin aurii.

c) Adăugați usturoiul și gătiți timp de 2 minute.

d) Creșteți căldura la mediu-mare, turnați oțetul și aduceți la fierbere. Gatiti, amestecand constant, timp de aproximativ 1 minut, sau pana cand otetul este aproape complet evaporat.

e) Adăugați bulionul și sosul Worcestershire. Se aduce la fierbere, se reduce la fiert și se fierbe, acoperit, timp de 15 minute.

f) Rupeți pâinea în bucăți și turnați-o în robotul de bucătărie pentru a forma pesmet. Se amestecă firimiturile în supă

58. Salata de broccoli-nuci pecan

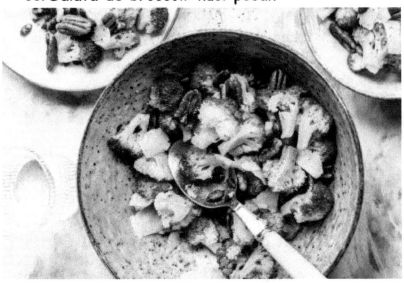

- 3 linguri maioneza cu ulei de canola
- 1 lingura otet de vin rosu sau alb
- 1/8 lingurita sare
- 2 cesti buchetele de broccoli
- $\frac{1}{4}$ cană ceapă roșie tăiată
- $\frac{1}{4}$ de linguriță fulgi de ardei roșu

a) Combinați maioneza, oțetul și sarea într-un castron mare de servire. Bateți până la omogenizare.

b) Adăugați broccoli, nucile pecan, ceapa și fulgii de ardei roșu. Aruncă pentru a acoperi. Se da la frigider pana este gata de servire.

59. Salata de Paste Tortellini

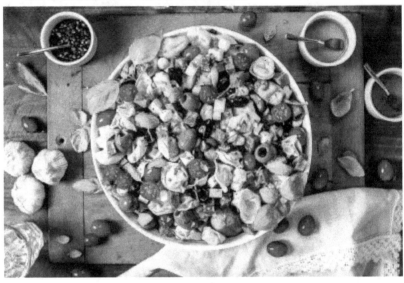

- 1 pachet (9 uncii) tortellini cu brânză tricoloră la frigider
- 2 căni de mazăre snap cu zahăr tăiat 2 căni de morcovi pui
- 2 cesti buchetele de broccoli
- 2 linguri pesto
- 1 cană de roșii cherry, tăiate la jumătate
- $\frac{1}{4}$ lingurita piper negru macinat Busuioc proaspat (optional)

a) Pune tortellini într-o oală mare cu apă clocotită. Gatiti conform instructiunilor de pe ambalaj, amestecand din cand in cand. Adăugați mazărea cu zahăr, morcovii și broccoli și gătiți ultimele 3 minute sau până când sunt fragede, dar încă crocante.

b)   Scurgeți pastele și legumele și clătiți cu apă rece. Puneți într-un castron mare și amestecați cu pesto. Încorporați ușor roșiile, măslinele și ardeiul. Se ornează cu busuioc, dacă se folosește.

c)

60. Salată de orz și fasole

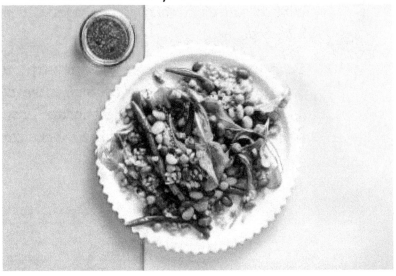

- 1 cană de orz
- 3 linguri ulei de masline
- 1 praz, doar părți albe și verde deschis, feliate subțire
- ½ dovleac, decojit și tocat (aproximativ 2 căni)
- ¼ cană apă
- 3 linguri patrunjel proaspat tocat
- 1 conserve (15 uncii) de fasole neagră fără sare, clătită și scursă
- ½ lingurita sare
- 2 linguri suc de lamaie

a) Între timp, încălziți 2 linguri de ulei într-o tigaie mare antiaderență la foc mediu-mare. Adăugați prazul și dovleacul și gătiți, amestecând sau amestecând, până se înmoaie ușor și se rumenesc ușor, aproximativ 10 minute. Adăugați apa și jumătate din pătrunjel și gătiți încă 2-3 minute. Transferați legumele într-un castron mare.

b) Adăugați orzul, fasolea neagră, sarea și restul de 1 lingură de ulei și pătrunjelul rămas. Se amestecă pentru a combina. Adăugați nuci de pin. Asezonați cu suc de lămâie și piper. Decorați cu coajă de lămâie, dacă doriți.

61. Salata de spanac cu avocado

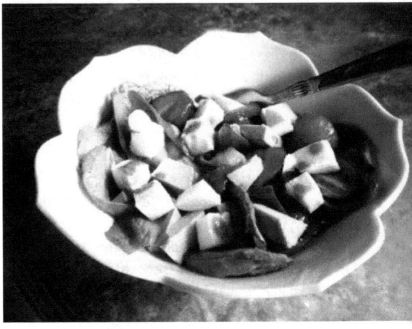

- 2 căni de căpșuni decojite și tăiate felii
- 2 linguri ulei de masline extravirgin
- 2 linguri miere
- 1 lingura otet balsamic
- $\frac{1}{2}$ lingurita sare
- 1/8 lingurita piper negru macinat
- 1 pungă (6 uncii) spanac pentru copii
- 1 mango mediu copt
- 5 uncii de mozzarella proaspătă, tăiată în bucăți mici

- 3 linguri migdale tocate, prajite

a) Pune $\frac{1}{2}$ cană de căpșuni, uleiul, mierea și oțetul balsamic într-un robot de bucătărie. Procesați până la omogenizare. Răzuiți într-un castron de salată și amestecați cu sare și piper.

b) Adăugați spanacul, mango și restul de $1\frac{1}{2}$ cană de căpșuni la dressing și amestecați pentru a se amesteca bine. Presărați mozzarella, avocado și migdale deasupra.

62. Salata frantuzeasca de linte

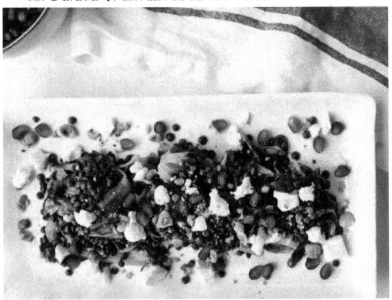

- 1 cană de linte franţuzească sau maro
- 3 căni de bulion de legume cu conţinut redus de sodiu
- 2 foi de dafin
- 2 catei intregi de usturoi, curatati de coaja
- 2 linguri otet de vin rosu
- $\frac{1}{4}$ lingurita sare
- $\frac{1}{4}$ lingurita piper negru proaspat macinat
- 1 morcov, tocat
- 2 linguri patrunjel tocat

- 1 buștean (4 uncii) brânză de capră cu ierburi

a) Combinați lintea, bulionul, foile de dafin și usturoiul într-o oală medie și aduceți la fierbere la foc mediu-mare. Imediat ce lintea ajunge la punctul de fierbere, reduceți focul, astfel încât amestecul să fiarbă. Acoperiți și fierbeți timp de 25 până la 30 de minute sau până când lintea este fragedă. Scurgeți orice bulion în exces. Pune deoparte cateii de usturoi. Aruncați frunzele de dafin. Se intinde lintea pe o lava sa se raceasca.

b) Combinați uleiul, oțetul, sarea, piperul și cățeii de usturoi rezervați într-un castron de salată. Se bate, zdrobindu-se usturoiul, pana se omogenizeaza. Adăugați lintea, morcovul și pătrunjelul. Aruncă pentru a acoperi. Turnați amestecul pe 4 farfurii.

c) Tăiați brânza în 4 felii. Stai întins. Pudrați ușor ambele părți cu coriandru. Așezați pe un vas care se poate găti cu microunde. Puneți la microunde la foc mediu timp de aproximativ 30 de secunde sau doar până când brânza este caldă. Pune o bucată de brânză pe fiecare salată.

63. Plato de salată cu ouă

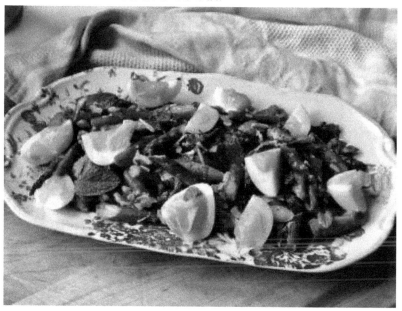

- 6 ouă mari, fierte tari și decojite (aruncați 3 gălbenușuri)
- 3 coaste telina, tocate
- $\frac{1}{2}$ cană de castraveți de seră decojiți și tocați
- 3 ridichi, tocate
- 2 ceapă, feliate subțiri, sau $\frac{1}{4}$ cană ceapă albă dulce tocată
- 2 linguri mărar proaspăt tăiat
- $\frac{1}{2}$ linguriță de muștar granulat
- $\frac{1}{2}$ linguriță piper negru proaspăt măcinat

- 1/8 lingurita sare Salata verde, pentru servire
- 2 roșii mari, tăiate felii
- 8 pâini crocante Wasa, pentru servire

a) Tăiați grosier ouăle și albușurile și puneți-le într-un castron mediu. Adăugați țelina, castravetele, ridichile, ceaiul verde, maioneza, mărarul, muștarul, piperul și sarea și amestecați bine.

b) Aranjați frunzele de salată verde pe un platou sau farfurii. Puneți salata deasupra și înconjurați-o cu felii de roșii. Serviți cu pâinea crocantă.

64. Salată clasică de creveți grecești

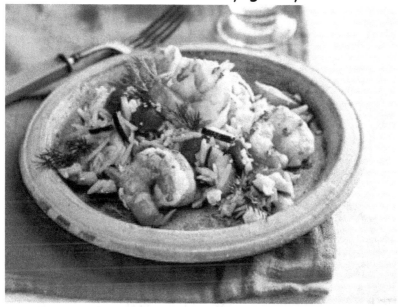

- 2 linguri ulei de masline
- 1 lingura suc de lamaie
- 1 lingura otet de vin rosu
- $\frac{1}{2}$ linguriță de oregano uscat, mărunțit
- $\frac{1}{2}$ linguriță piper negru proaspăt măcinat
- 2 roșii roșii mari, tăiate în bucăți
- 1 conserve (15 uncii) de năut, clătit și scurs
- 2 cesti de castraveti curatati, tocati
- $\frac{1}{2}$ cană ceapă roșie feliată subțire

- $\frac{1}{2}$ cană de pătrunjel proaspăt cu frunze plate tocat grosier
- 3/4 de kilogram de creveți fierți decojiți, decongelați dacă sunt congelați
- 4 căni de verdeață amestecată ruptă, cum ar fi scarola și salată romană
- 2 uncii de brânză feta, tocată

a) Combinați uleiul, sucul de lămâie, oțetul, oregano și piperul într-un castron mare de salată și amestecați cu o furculiță până se omogenizează.

b) Adăugați roșiile, năutul, castraveții, ceapa roșie, pătrunjelul, măslinele și creveții. Se amestecă pentru a se amesteca bine. Lăsați salata să stea timp de 15 minute pentru a lăsa timp să se combine aromele.

c) Adăugați verdeața și feta și amestecați din nou.

65. Salata festiva de curcan

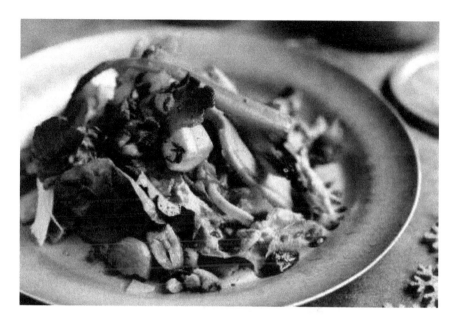

- 1 1/2 cani piept de curcan fiert tocat

- 1 cană țelină tăiată cubulețe

- 3 cani de mere crude rosii delicioase cu coaja

- 1/4 cană nuci pecan tocate grosier

- 3 linguri. maioneza obisnuita

- 1/2 cană sos de afine jeleat

- 1/8 lingurita. paprika

- 1/8 lingurita. mustar uscat

- 1/8 lingurita. piper

- 1 lingura. oțet

- 2 linguri. ulei vegetal

a) Combinați primele cinci ingrediente într-un castron mare. Amesteca bine. Acoperiți și răciți bine. Se serveste cu sos frantuzesc de afine.

b) Pansament: Combină primele patru ingrediente pentru dressing într-un castron mic, amestecând cu o sârmă până se omogenizează.

c) Adăugați treptat oțet în amestecul de afine, alternativ cu ulei, începând și terminând cu oțet. Se amestecă bine cu fiecare adăugare.

66. Salată de orz cu curry și creveți

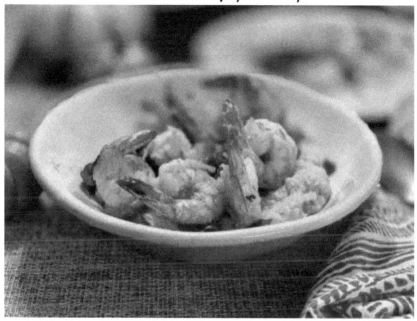

- 1 cană de orz
- 1 lingurita praf de curry
- ½ linguriță de turmeric Suc din 4 lime
- 1 lingura ulei vegetal
- ½ ardei iute jalapeño, fără semințe și tocat mărunt
- 1 catel de usturoi, tocat
- ¼ linguriță sare 1 kilogram de creveți fierți, curățați și devenați
- 2 roșii, fără semințe și tocate (aproximativ $1\frac{1}{2}$ cani)

- 1 ardei gras verde, fara samburi si tocat
- 1 castravete, curatat de coaja, fara samburi si tocat
- 12 căni de verdeață pentru copii
- $\frac{1}{4}$ cană busuioc proaspăt tocat
- 2 uncii brânză de capră semimoale, mărunțită

a) Aduceți 3 căni de apă la fiert într-o cratiță mare. Se amestecă orzul, curry și turmeric. Acoperiți și reduceți căldura la minim. Gatiti aproximativ 45 de minute sau pana cand apa este absorbita si orzul este fraged. Se ia de pe foc si se lasa sa stea neacoperit sa se raceasca putin.

b) Între timp, amestecați într-un castron mare sucul de lămâie, uleiul, ardeiul, usturoiul și sarea. Adăugați creveții, roșiile, ardeiul gras, castraveții și orzul. Aruncă pentru a acoperi.

67. Penne a la Norma

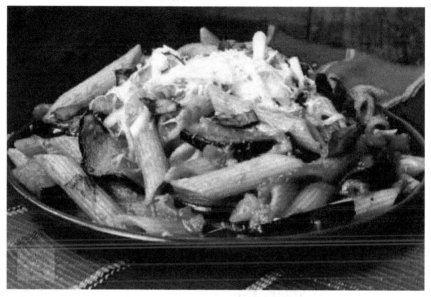

- 1 vinete, feliată fin şi tăiată în sferturi

- 1 1/2 lingura sare

- 4 linguri ulei de măsline extravirgin

- 1 cană sos de roşii

- 150 g paste Loprofin Penne

- 1/3 cană brânză cu conţinut scăzut de proteine

- 5 frunze proaspete de busuioc

a) Prăjiți vinetele în ulei de măsline în 2 reprize până când se înmoaie și devin aurii. Se lasa deoparte si se tine la cald.

b) Se toarnă sosul de roșii într-o cratiță și se încălzește.

c) Între timp, gătiți Loprofin Penne conform instrucțiunilor de pe pachet, scurgeți și rezervați o parte din apa de gătit.

d) Adăugați pastele în sosul de roșii încălzit. Dacă pastele sunt puțin lipicioase, slăbiți-le cu apa de gătit rezervată.

e) Transferați pe un platou de servire, puneți cu lingura peste orice sos rămas și puneți vinetele deasupra. Deasupra se taie busuiocul și se stropește cu brânză cu conținut scăzut de proteine.

68. GAZPACHO

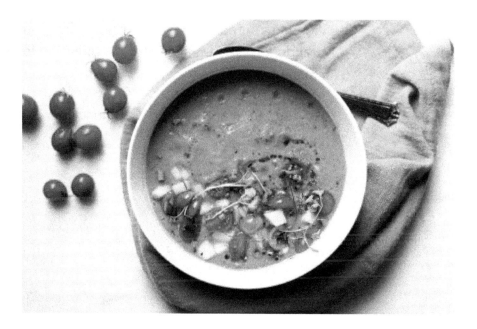

INGREDIENTE

- ½ castravete, fără sămânță și curățat de coajă

- 400 g rosii, tocate

- 1 ardei rosu, fara samburi si tocat

- 2 catei de usturoi, curatati si macinati

- 1 linguriță de chimen pudră

- 2 linguri de otet

- 40g Pâine cu conținut scăzut de proteine, înmuiată în apă

a) Adăugați toate ingredientele într-un blender și amestecați până la omogenizare.

b) Se da la rece 20 de minute si se serveste.

69. VARZA ROSIE STRATA

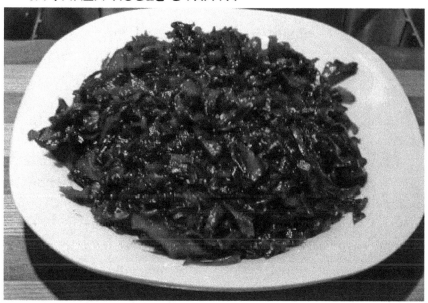

INGREDIENTE

- 40 g unt

- 40 g zahăr brun

- $\frac{1}{2}$ varză roșie, tăiată mărunt

- 200 g supa de legume

- 3 linguri otet de cidru

- $\frac{1}{2}$ linguriță scorțișoară

- 2 mere, decojite, decupate de miez şi tăiate cubuleţe

a) Puneţi untul şi zahărul într-o cratiţă la foc mediu şi amestecaţi până când untul s-a topit şi zahărul s-a dizolvat.

b) Adăugaţi varza şi transpiraţi 5 minute.

c) Se toarnă bulionul, oţetul de cidru şi scorţişoara, se amestecă şi se fierbe 10 minute.

d) Adăugaţi merele şi gătiţi încă 15 minute amestecând continuu, până când s-a redus bulionul.

70. SUPA FRANTUZEASCA DE CEAPA

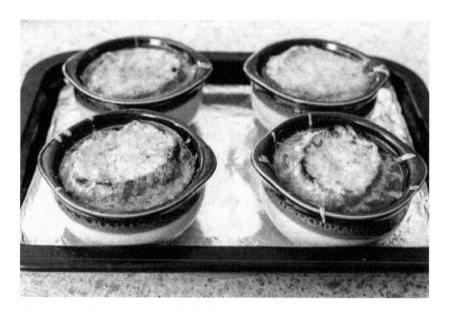

- 30 g unt

- 20 ml ulei

- 3 cepe, curatate de coaja si taiate marunt

- 2 linguri de zahăr brun închis

- 500 ml supa de legume

- 4 felii de baghetă cu conținut scăzut de proteine

- 40 g aromă de cheddar matur

a) Se încălzește untul și uleiul într-o tigaie mare la foc mediu.

b) Adăugați ceapa și gătiți aproximativ 10 minute până se înmoaie.

c) Adăugați zahărul în ceapă și amestecați aproximativ 5-10 minute până când acestea devin maro închis. Aceasta va carameliza ceapa.

d) Adăugați bulionul de legume și fierbeți timp de 15-20 de minute.

e) Se toarnă supa într-un bol rezistent la cuptor și se așează feliile de baghetă deasupra pentru a se acoperi. Acoperiți cu brânză

f) Se pune sub gratar la foc mare, pana cand branza se topeste.

PĂSĂRI

71. Pui cu salsa de avocado-portocale

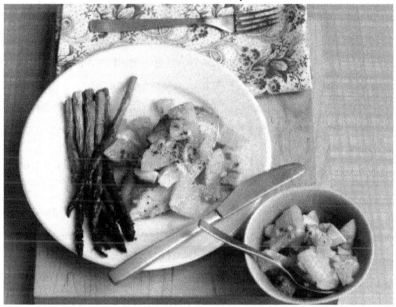

- 4 jumătăți de piept de pui dezosate și fără piele (1½ kilograme)
- 4 căni de apă
- ½ lingurita + 1/8 lingurita sare
- 1 cană de mandarine ambalate în apă sau suc propriu
- 4 ridichi, feliate subțiri
- ¼ cana busuioc proaspat tocat + suplimentar pentru garnitura

a) Într-o cratiță mare, combinați puiul, apa și ½ linguriță de sare. Acoperiți și aduceți la fierbere blând la foc mare. Coborâți focul și lăsați să fiarbă timp de 15 minute sau până când un termometru introdus în cea mai groasă porțiune înregistrează 165°F.

b) Puneți segmentele de mandarină într-un castron. Adăugați avocado, ridichi, busuioc și 1/8 linguriță de sare rămasă. Se amestecă ușor pentru a se amesteca.

c) Scurgeți pieptul de pui, aruncând lichidul. Lăsați să se răcească timp de 5 minute, apoi tăiați în cruce în felii de ½ inch. Împărțiți amestecul de portocale în 4 farfurii și adăugați în fiecare un sfert din feliile de pui, stropind puiul cu zeama din amestecul de portocale. Ornați cu frunze de busuioc, dacă folosiți.

72. Sot de pui și legume

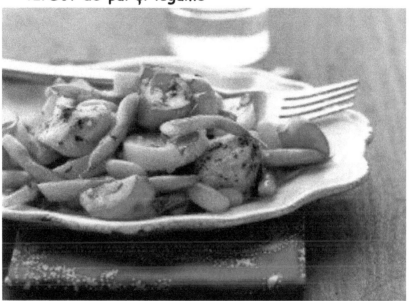

- 1 ou
- 1 lingura apa
- $\frac{1}{4}$ cană de semințe de in măcinate
- $\frac{1}{4}$ cană făină universală
- $\frac{1}{2}$ lingurita sare
- 4 piept de pui dezosat, fără piele
- 1 ceapă, tăiată în felii de $\frac{1}{2}$".
- 1 dovlecel, tăiat în jumătate pe lungime și feliat
- 2 căni de roșii struguri, tăiate la jumătate

- 1 lingurita busuioc uscat
- 2 cani de cuscus din grau integral fiert

a) Puneți oul și apa într-un vas puțin adânc și amestecați pentru a se combina. Combinați semințele de in, făina și sarea într-un alt vas puțin adânc. Înmuiați puiul în amestecul de ouă și apoi în amestecul de semințe de in. Asezati puiul pe foaia pregatita. Coaceți, întorcând o dată, timp de 15 minute sau până când un termometru introdus în centru atinge 160°F.

b) Între timp, ungeți o tigaie mare antiaderentă cu spray de gătit și încălziți uleiul la foc mediu-mare. Adăugați ceapa și dovlecelul și gătiți, amestecând, timp de 5 minute sau până se rumenesc bine. Adăugați roșiile și busuiocul și gătiți timp de 3 minute, sau până când se înmoaie. Se ia de pe foc. Stoarceți lămâia peste amestecul de roșii și amestecați pentru a se acoperi.

73. Pui cu portocale și broccoli

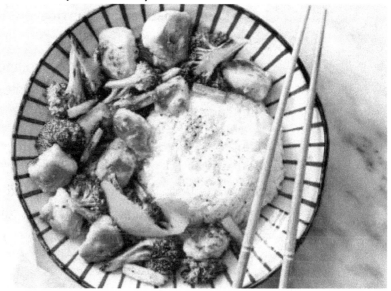

- 2 buchete broccoli
- $\frac{1}{2}$ cană suc de portocale
- 2 linguri de sos de soia cu conținut redus de sodiu
- 2 lingurițe amidon de porumb
- 2 linguri marmeladă de portocale
- $1\frac{1}{4}$ de kilograme de carne de pui
- 3 ceapă, feliate
- 3 catei mari de usturoi, tocati
- 1 lingura de ghimbir proaspat tocat
- Un praf de fulgi de ardei rosu

- 1/3 cană supă de pui cu conținut redus de sodiu
- 1 ardei gras rosu, feliat subtire

a) Combinați sucul de portocale, sosul de soia, amidonul de porumb și marmelada de portocale într-un castron mic. Se amestecă până se omogenizează.

b) Încălziți uleiul la foc mediu-mare. Adăugați puiul și gătiți, amestecând des, timp de 2 până la 3 minute sau până când este fiert. Adăugați ceapa, usturoiul, ghimbirul și fulgii de ardei roșu și amestecați pentru a se combina.

c) Adăugați bulionul și broccoli la amestecul din wok și reduceți focul la mediu. Acoperiți și gătiți timp de 2 minute. Amestecați sosul și adăugați-l în wok împreună cu puiul. Gatiti, amestecand constant, timp de 1 pana la 2 minute.

74. Pui si orez din Sichuan

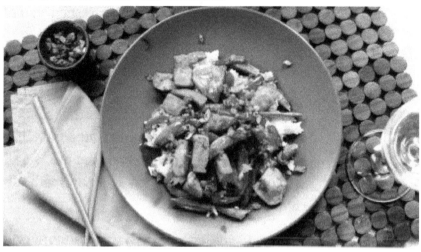

- 1 lingurita de usturoi tocat
- 1 lingurita de ghimbir proaspat ras
- ½ linguriță condiment lămâie-piper
- ½ linguriță de semințe de fenicul zdrobite
- Un praf de cuișoare măcinate
- 1 kilogram de pui
- 12 uncii bok choy
- ¼ cană supă de pui
- 1 lingură sos de soia cu conținut redus de sodiu
- 2 2/3 căni de orez brun fiert

a) Combinați usturoiul, ghimbirul, condimentele de lămâie-piper, semințele de fenicul și cățeii într-un castron mare. Adăugați puiul.

b) Adăugați uleiul în tigaie și amestecați pentru a acoperi tigaia. Puneți bucățile de pui în tigaie astfel încât să fie separate. Gatiti 1-2 minute sau pana cand puiul incepe sa se rumeneasca pe fund. Întoarceți și gătiți încă 1 minut, până se rumenesc.

c) Reduceți căldura la mediu. Adăugați bok choy. Gatiti, amestecand, aproximativ 2 minute sau pana cand frunzele de bok choy se ofilesc. Adăugați bulionul și sosul de soia. Aduceți aproape la fierbere. Reduceți focul și fierbeți timp de 2 minute.

75. Pui cu pere si nuci

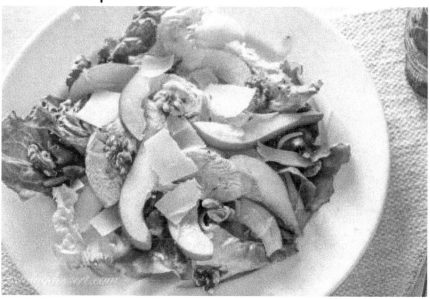

- 2 linguri de făină universală
- $\frac{1}{2}$ lingurita sare
- $\frac{1}{4}$ lingurita piper negru proaspat macinat
- 2 piept de pui mari, dezosați și fără piele
- 2 linguri ulei de canola
- 1 ceapă mare, tăiată felii
- 2 pere medii, tăiate în jumătate, fără miez și feliate
- 1 pungă (6 uncii) spanac pentru copii
- $\frac{1}{2}$ cană de cidru de mere sau suc de mere
- $1\frac{1}{2}$ linguriță frunze de cimbru proaspăt

- ½ cană de brânză albastră fără grăsimi mărunțită

a) Combinați făina, sarea și piperul într-un vas puțin adânc. Trageți puiul în amestec și lăsați-l deoparte.

b) Încinge 1 lingură de ulei într-o tigaie mare antiaderentă la foc mediu. Adăugați ceapa și gătiți timp de 5 minute, sau până când se rumenește ușor. Adăugați perele și gătiți timp de 3 minute sau până se rumenesc ușor. Adăugați spanacul și gătiți timp de 1 minut sau până se ofilește. Pune amestecul pe o farfurie de servire.

c) Gătiți puiul, întorcându-l o dată, timp de 6 până la 8 minute, sau până se rumenește. Adăugați cidrul și cimbrul și aduceți la fiert.

d) Așezați puiul pe amestecul de spanac, stropiți cu amestecul de cidru și stropiți cu brânză și nuca.

76. Pui mexican cu seminte de dovleac

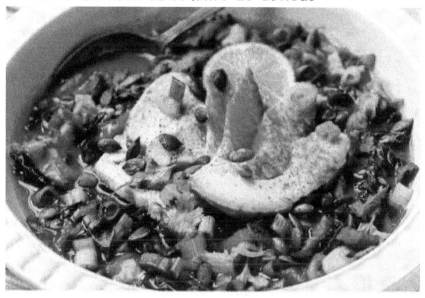

- 2 lingurite ulei de canola
- ½ ceapă, tocată
- ½ ardei gras rosu, tocat
- 1 lingurita chimen macinat
- 1 lingurita oregano proaspat tocat
- ¼ lingurita sare
- 1 lingura de faina
- ¼ lingurita piper negru proaspat macinat
- 1 cană bulion de pui cu conținut redus de sodiu
- 1 kilogram de pui

- 3 căni de orez sălbatic gătit coriandru proaspăt pentru garnitură (opțional)

a) Încinge uleiul într-o tigaie mare antiaderentă la foc mediu-mare. Adăugați ceapa, ardeiul gras, chimen, oregano și sare. Se amestecă pentru a se amesteca. Acoperiți și gătiți la foc mediu, amestecând din când în când, timp de 3 minute, sau până când legumele s-au înmuiat.

b) Adăugați făina și piperul negru. Amestecați astfel încât făina să îmbrace bine legumele. Adăugați bulionul și gătiți, amestecând constant, timp de 2 minute sau până se îngroașă. Adăugați puiul. Acoperiți și fierbeți timp de 10 minute sau până când puiul este gătit. Adăugați semințele de dovleac și amestecați în sos.

77. Pui cu Lămâie la cuptor

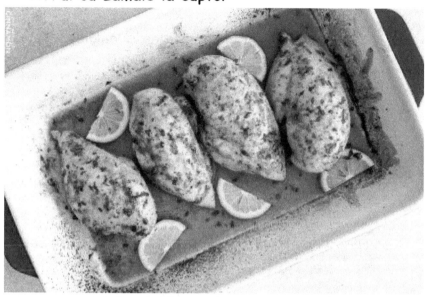

- 1 lingura ulei de masline extravirgin
- Coaja rasa si zeama de la 1 lamaie
- 1 lingura de usturoi tocat
- 1 lingurita oregano uscat
- $\frac{1}{4}$ lingurita sare
- 3/4 lingurita piper negru macinat
- 3/4 lingurita boia
- 4 pulpe sau pulpe de pui fără piele,
- 1 ardei gras rosu mediu
- 1 ardei gras portocaliu mediu
- 2 cartofi Yukon gold medii

- 1 ceapă roșie medie, tăiată în 8 felii
- Menta sau patrunjel proaspat tocat

a) Adăugați uleiul, coaja de lămâie, sucul de lămâie, usturoiul, oregano, sare, piper negru și boia de ardei.

b) Pune puiul pe o parte a cratiței și ardeiul gras, cartofii și ceapa pe cealaltă. Se amestecă pentru a se acoperi cu condimente.

c) Se prăjește timp de 20 de minute. Întoarceți puiul și amestecați legumele. Prăjiți încă 20 până la 25 de minute

d) Aranjați puiul și legumele pe farfurii de servire și împrăștiați 10 măsline peste fiecare porție. Garnitură

78. Pui parmezan

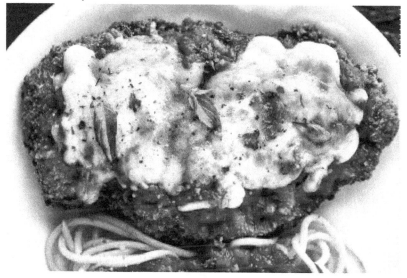

- 1 ou
- 1 lingura apa
- $\frac{1}{4}$ cană pesmet de grâu integral
- $\frac{1}{2}$ linguriță de condimente italiene
- 4 cotlet de pui (aproximativ 3 uncii fiecare)
- 2 cani de sos marinara preparat
- $\frac{1}{4}$ cană brânză mozzarella parțial degresată

a) Preîncălziți cuptorul la 425°F. Ungeți o foaie de copt cu spray de gătit.

b) Bateți oul cu apa într-un vas puțin adânc. Combinați nucile de pin, pesmetul și condimentele într-un alt vas de mică adâncime. Înmuiați puiul în ou și apoi amestecul de nuci. Pune puiul pe foaia de copt pregătită.

c) Coaceți timp de 10 minute. Întoarceți puiul și acoperiți fiecare cu $\frac{1}{2}$ cană de sos marinara și puțină brânză. Coaceți încă 5 până la 10 minute sau până când brânza s-a topit și puiul este gătit.

79. Ruladă de pui umplută

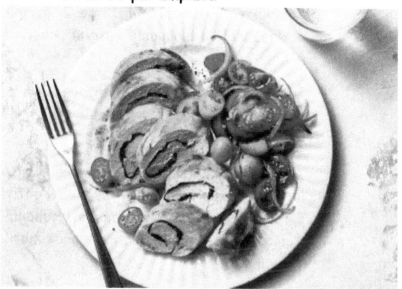

- 4 uncii spaghete multicereale, fierte
- ¼ cana ceapa tocata marunt
- 1 catel de usturoi, tocat
- ¼ de linguriță fulgi de ardei roșu
- 2 lingurite ulei de masline
- ¼ cană rasă
- branza parmezan
- 1 pachet spanac tocat congelat
- 4 cotlet de piept de pui, maruntite
- 2 linguri rosii uscate tocate
- ½ cană supă de pui cu conținut scăzut de sodiu

a) gătiți ceapa, usturoiul și fulgii de ardei în 1 linguriță de ulei timp de 30 de secunde. Combinați amestecul de ceapă, parmezanul și spanacul într-un castron mic.

b) Întindeți cantități egale din amestecul de roșii și spanac peste cotlet. Rulați cu grijă fiecare cotlet.

c) Adăugați uleiul rămas în tigaie și puneți la foc mediu. Adăugați puiul și gătiți aproximativ 10 minute. Adăugați bulionul. Acoperiți și gătiți la foc mic aproximativ 7 minute.

d) Fierbeți sucurile rămase în tigaie timp de aproximativ 5 minute sau până când se reduc la jumătate. Arunca pastele și nucile în sucul din tigaie.

80. Chili picant de curcan

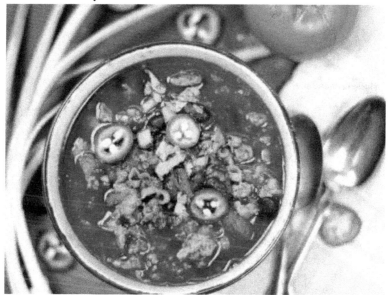

- 2 kg piept de curcan măcinat
- 1 ceapa mare, tocata
- 2 ardei gras roșii sau galbeni, tocați
- 4 catei mari de usturoi, tocati
- 3 linguri pasta de rosii
- 2 linguri praf de chili
- 1 lingura chimen macinat
- 1 lingurita oregano uscat
- 1 lingurita sare
- 1 cartof dulce mare

- 1 conserve (28 uncii) de roşii tăiate cubuleţe
- 1 cutie (14 uncii) bulion de pui
- 2 conserve de fasole amestecata
- 1 dovlecel, tocat

a) Gatiti curcanul, ceapa si ardeii grasi, amestecand des, timp de 8 minute. Adăugaţi usturoiul, pasta de roşii, praf de chili, chimen, oregano şi sare. Gatiti, amestecand constant, timp de 1 minut.

b) Adăugaţi cartofii dulci, roşiile tăiate cubuleţe, bulionul de pui şi ardeii, dacă folosiţi. Se aduce la fierbere.

c) Se amestecă fasolea şi dovlecelul. Reveniţi la fiert. Acoperiţi şi fierbeţi încă 30 de minute, amestecând din când în când, sau până când aromele sunt bine amestecate şi legumele sunt fragede.

Peşte şi fructe de mare

81. Somon cu mazăre de zăpadă

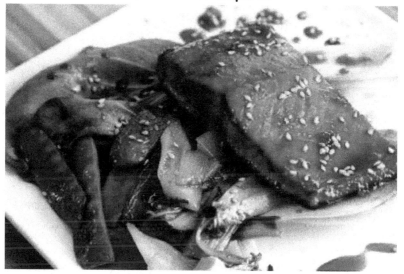

- 4 fileuri de somon fără piele
- 1 lingurita de ghimbir proaspat ras
- 1 catel de usturoi, tocat
- 1 lingura suc de lamaie proaspat stors
- 2 linguriţe de sos de soia cu conţinut redus de sodiu
- 1 lingurita ulei de susan prajit
- 2 ceai, feliaţi subţiri
- 1 kilogram de mazăre de zăpadă, tăiată

a) Freci fileurile cu ghimbir și usturoi. Ungeți un coș de aburi cu spray de gătit și aranjați fileurile în coș.

b) Aduceți 2 inchi de apă la fiert într-o cratiță. Puneți coșul pentru aburi în cratiță și acoperiți. Gatiti 8 minute.

c) Între timp, amestecați într-un castron mic sucul de lămâie, sosul de soia, uleiul de susan și ceaiul verde. Pus deoparte.

d) După ce somonul s-a fiert timp de 8 minute, acoperiți cu mazărea de zăpadă și acoperiți. Fierbeți încă aproximativ 4 minute sau până când somonul este opac și mazărea de zăpadă este crocantă și fragedă.

e) Faceți un pat de mazăre de zăpadă pe 4 farfurii, deasupra cu somon, împrăștiați un sfert din măsline peste fiecare porție și stropiți cu sosul rezervat.

82. Talpă umplută cu dovlecel

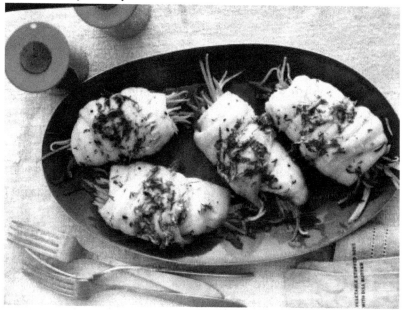

- 2 lingurite ulei de masline extravirgin
- 1 cană de dovlecel feliat subțire
- 1 catel de usturoi, tocat
- 1 lingurita sare si piper
- 1 kg file de limbă
- ¼ cană de vin alb sec, sau
- 2 linguri bulion de legume
- 1 lingura de unt
- ½ lingurita coaja si suc de lamaie
- 1 lingurita patrunjel proaspat tocat marunt

a) Adăugați dovleceii și usturoiul în ulei. Se amestecă constant timp de 2 până la 3 minute. se asezoneaza cu sare si piper.

b) Așezați fiecare file pe o suprafață plană și întindeți $\frac{1}{4}$ din amestecul de dovleac uniform deasupra, lăsând o marjă de $\frac{1}{2}$ inch la ambele capete. Rulați fileul într-un cilindru și fixați-l cu un șapcă de lemn.

c) Adăugați restul de linguriță de ulei în tigaie și puneți la foc mediu. Adăugați rulourile de pește, cu cusătura în sus. Gatiti 2 minute. Adăugați amestecul de vin sau suc de lămâie-bulion. Reduceți focul la mediu-mic, acoperiți și gătiți încă 5 minute sau până când peștele se fulge ușor cu o furculiță.

83. Căptușă prăjită cu anghinare

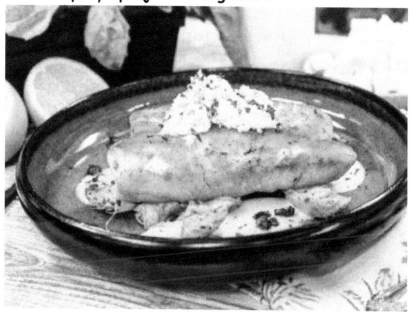

- 2 cepe roșii mari, tăiate în felii de $\frac{1}{4}$".
- 1 pachet inimioare de anghinare
- 1 cană roșii cherry sau struguri mici
- 2 linguri patrunjel tocat
- 1 lingurita coaja de portocala proaspat rasa
- 1 catel de usturoi, tocat
- 4 file de căptușeală fără piele

a) Combinați ceapa și uleiul într-o tavă de copt de 13" x 9". Se amestecă și apoi se întinde într-un strat uniform.

b) Prăjiți ceapa timp de aproximativ 35 de minute sau până când este foarte moale. Scoateți din cuptor și amestecați anghinarea și roșiile.

c) Amesteca patrunjelul, coaja de portocala si usturoiul intr-un castron mic. Pus deoparte.

d) Creșteți temperatura cuptorului la 450°F. Împingeți legumele într-o parte a vasului și adăugați căptușeala, aranjand-o uniform în tigaie. Se pun legumele peste peste si se stropesc cu amestecul de patrunjel.

e) Întoarceți vasul de copt în cuptor și prăjiți până când peștele se fulge ușor cu o furculiță

84. Cod prăjit cu fenicul

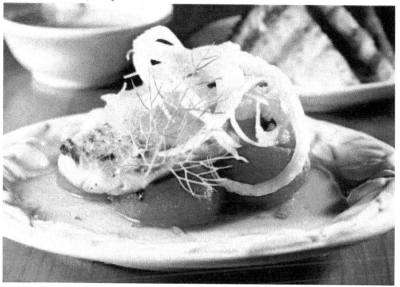

- 1½ kg file de cod, tăiate în 4 porții
- 2 ciorchini de fenicul (3/4 de kilogram), tăiat, tăiat la jumătate și feliat foarte subțire transversal
- 2 linguri de frunze de fenicul tocate
- 1/3 cană măsline kalamata fără sâmburi, tăiate la jumătate
- 1 cană frunze întregi de pătrunjel proaspăt, tulpinile îndepărtate
- 1½ linguriță suc de lămâie
- 1½ linguriță ulei de măsline
- 1/8 lingurita sare

a) Preîncălziţi cuptorul la 400°F. Ungeţi o tigaie rezistentă la cuptor cu spray de gătit.

b) Pe fiecare file se pune 1 lingură de pesto. Aranjaţi în tigaia pregătită cu spaţiu între ele. Se prăjeşte timp de 9 minute sau până când peştele se fulge uşor. Scoateţi din cuptor.

c) Între timp, combinaţi feniculul şi frunzele feliate, măslinele, pătrunjelul, sucul de lămâie, uleiul şi sarea într-un castron mare. Se amestecă pentru a amesteca.

d) Împărţiţi salata în 4 farfurii şi acoperiţi fiecare cu peşte.

85. Tilapia la abur cu pesto

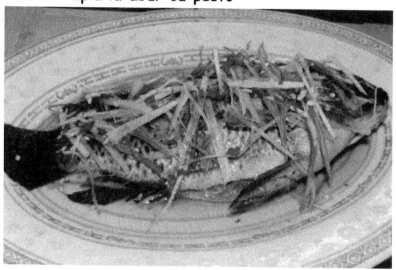

- 6 căni de spanac baby
- 1 ardei gras rosu, feliat subtire
- 4 file de tilapia
- $\frac{1}{2}$ lingurita sare
- $\frac{1}{4}$ lingurita piper negru proaspat macinat

a) Preîncălziți cuptorul la 450°F. Acoperiți o parte a patru foi de 12" x 20" de folie cu spray de gătit.

b) Acoperiți jumătate din fiecare foaie de folie cu $1\frac{1}{2}$ cană de spanac, un sfert de ardei gras și 1 file de tilapia. Se presară cu sare și piper negru. Îndoiți cealaltă jumătate a fiecărei foi de folie peste umplutură și sertiți marginile pentru a face o etanșare etanșă.

c) Aranjați pachetele pe o tavă mare de copt. Coaceți timp de 10 până la 12 minute sau până când pachetele sunt umflate. Transferați fiecare pachet pe o farfurie de servire. Tăiați cu grijă partea superioară a fiecăruia pentru a permite aburului să iasă. După un minut, decojește folia pentru a dezvălui peștele. Verificați pentru a vă asigura că peștele se fulge ușor atunci când este testat cu o furculiță.

d) Acoperiți fiecare porție cu 1 lingură de pesto înainte de servire.

86. Creveți cu usturoi

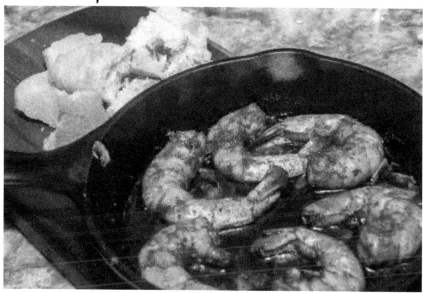

- 2 ardei gras roșii, tăiați în fâșii subțiri
- $\frac{1}{2}$ castravete fără semințe
- $\frac{1}{4}$ lingurita sare
- 4 catei mari de usturoi, tocati
- 1 kilogram de creveți decojiți și devenați
- 1 lingura boia afumata
- $\frac{1}{2}$ linguriță piper negru proaspăt măcinat
- 2 linguri suc de lamaie

a) Adăugați ardeii grasi în ulei, acoperiți și gătiți, amestecând des, timp de aproximativ 5 minute sau până când se înmoaie. Adăugați castravetele și 1/8 linguriță de sare, acoperiți și gătiți, amestecând des, timp de 3 minute sau până când se înmoaie și devin translucide. Transferați legumele într-un vas de servire. Acoperiți pentru a se menține cald.

b) Combinați usturoiul și restul de 3 linguri de ulei în aceeași tigaie la foc mediu. Gătiți, amestecând, timp de aproximativ 1 minut sau până când este parfumat.

c) Se amestecă creveții și se presară boia de ardei, piper negru și 1/8 linguriță de sare rămasă. Gatiti, amestecand des, timp de 5 pana la 7 minute.

d) Adăugați sherry, dacă folosiți, și sucul de lămâie. Gatiti, amestecand, timp de 1 minut sau pana cand sucurile din tigaie sunt clocotite si se ingroasa. Serviți creveții peste legume.

87. Scoici în stil jamaican

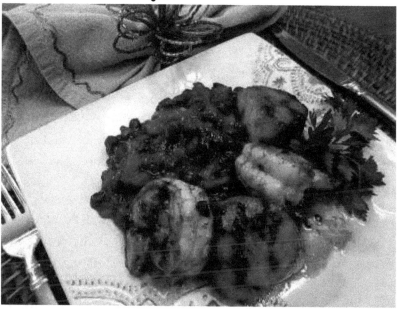

- 16 scoici de mare
- 1 linguriță de condimente caraibe
- 1 cutie de fasole neagră fără sare adăugată
- 1 rosie
- 1 mango, decojit și tăiat cuburi
- ½ ceapa rosie, tocata marunt
- 1 ardei iute jalapeño mic
- 2 linguri suc de lamaie
- 2 linguri ulei de canola
- 1 lingura coriandru tocat

- $\frac{1}{4}$ linguriță de chimen măcinat
- 1/8 linguriță sare și piper negru
- 4 felii de lime

a) Combinați fasolea, roșia, ardeiul gras, mango, ceapa, ardei jalapeño, sucul de lămâie, 1 lingură ulei de canola, coriandru, chimen, sare și piper după gust într-un castron mediu, amestecând bine. Lăsați să stea pentru a amesteca aromele.

b) Între timp, încălziți o tigaie la foc mediu-mare. Adăugați lingura rămasă de ulei și încălziți timp de 1 minut. Adăugați scoicile în tigaie. Gatiti 1-2 minute pe fiecare parte, pana cand se rumenesc bine peste tot si opac in centru. Scoateți pe o farfurie.

88. Linguine cu lămâie cu scoici

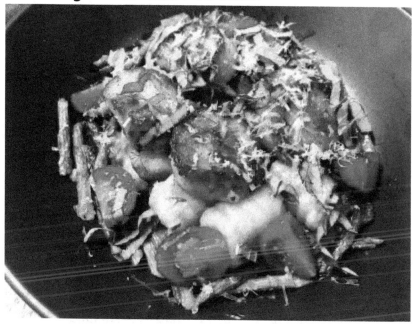

- 1 buchet sparanghel
- 8 uncii linguine multicereale
- 16 scoici de mare
- $\frac{1}{4}$ lingurita sare
- 2 lingurite ulei de masline
- 2 linguri suc de lamaie

a) Aduceți 3 litri de apă la fiert într-o oală mare. Adăugați sparanghelul și gătiți timp de 1 minut sau până când este verde aprins și devine crocant. Scoateți cu cleşte, clătiţi cu apă rece şi lăsaţi deoparte.

b) În aceeaşi oală, gătiţi linguine pentru aproximativ 10 minute, sau până al dente.

c) Între timp, asezonaţi scoicile cu piper după gust şi 1/8 linguriţă de sare. Încinge o tigaie mare la foc mediu-înalt. Adăugaţi uleiul în tigaie. Gătiţi scoici timp de 1 până la 2 minute pe fiecare parte, până când se rumenesc bine peste tot şi sunt opace în centru. Scoateţi şi lăsaţi deoparte.

d) În aceeaşi tigaie, combinaţi sucul de lămâie, coaja de lămâie, $\frac{1}{4}$ de cană de apă şi restul de 1/8 linguriţă de sare.

e) Scurge pastele şi amestecă cu sparanghelul, busuioc tocat, nucă şi amestecul de suc de lămâie.

VEGETARIAN

89. Tofu Stir-Fry

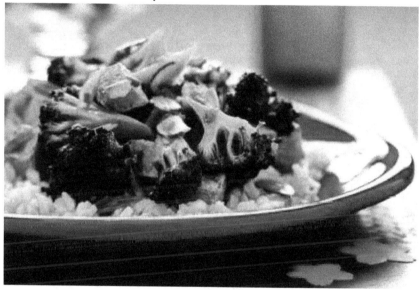

- 1 pachet (16 uncii) tofu ferm
- 4 cesti buchetele de broccoli
- 2 lingurite ulei de susan
- 2 lingurite ulei de canola
- 1 legătură de ceai verde, tăiați subțiri
- 1 lingura de usturoi tocat
- 1 ardei iute jalapeño mic, tăiat în jumătate, fără semințe și tocat fin (purtați mănuși de plastic când îl manipulați)
- $3\frac{1}{2}$ lingurițe de sos de soia

a)   În timp ce tofu se scurge, aburiți ușor broccoli timp de aproximativ 5 minute sau până când devine crocant. Pus deoparte.

b)   Ungeți un wok sau o tigaie mare cu spray de gătit. Se pune la foc mare timp de 1 minut. Adăugați 1 linguriță din fiecare ulei. Când este fierbinte, adăugați tofu și gătiți aproximativ 5 minute, amestecând continuu, până se rumenește. Transferați într-un castron puțin adânc.

c)   Adăugați restul de 2 lingurițe de ulei în wok, urmate de ceai verde, usturoi, ardei și broccoli. Se prăjește la foc mediu-mare timp de 2 minute. Se amestecă sosul de soia, migdalele și tofu. Se amestecă ușor pentru a se combina.

90. Tofu cu nucă de cocos

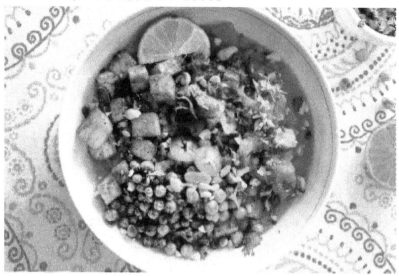

- 1 cană de orez basmati brun, gătit
- 1 pachet tofu ferm, presat
- 1 lingura ulei de canola
- ½ lingurita sare
- 1 ceapă mare, tăiată în jumătate și feliată subțire
- 1 –2 linguri pastă de curry roșu
- ½ linguriță pudră de curry
- 4 cesti buchetele de broccoli
- 1 cană lapte de cocos ușor
- 3/4 cană bulion de legume cu conținut redus de sodiu

- 1 cană mazăre verde congelată
- 1 roșie mare, tăiată în bucăți de 3/4"
- 2 linguri suc de lamaie

a) Încinge uleiul într-o tigaie mare antiaderentă la foc mediu-mare. Adăugați tofu și gătiți, întorcându-l o dată, timp de 6 până la 8 minute, sau până când devine auriu. Se presară cu $\frac{1}{4}$ de linguriță de sare.

b) Adăugați ceapa în tigaie. Se amestecă 1 lingură de pastă de curry, pudra de curry și $\frac{1}{4}$ de linguriță de sare rămasă. Adăugați broccoli, laptele de cocos, bulionul și mazărea. Se aduce la fierbere.

c) Se amestecă roșia, sucul de lămâie și tofu-ul rezervat. Se fierbe, amestecând ocazional, timp de 2 până la 3 minute sau până când tofu este fierbinte. Serviți peste orez. Se presară cu nuci de macadamia.

91. Curry de linte și conopidă

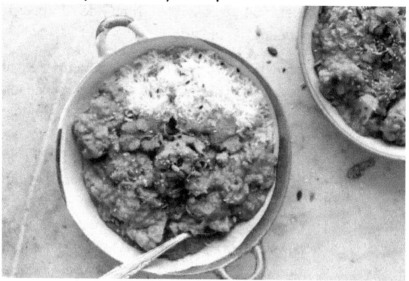

- 3 lingurite ulei de canola
- 4 cesti buchetele de conopida
- $\frac{1}{2}$ cană ceapă tocată
- $\frac{1}{2}$ cană morcov tocat
- 1 cană linte brună uscată
- 2 lingurite de usturoi tocat
- 1 lingurita praf de curry
- $1\frac{1}{2}$ cani bulion de legume cu conținut redus de sodiu
- $\frac{1}{4}$ lingurita sare
- $\frac{1}{2}$ cană iaurt simplu fără grăsimi
- Frunze proaspete de coriandru

a) Se încălzește o tigaie mare și adâncă la foc mediu-mare. Adăugați 2 lingurițe de ulei. Se încălzește timp de 1 minut. Adăugați conopida.

b) Pune tigaia la foc mediu. Adăugați restul de 1 linguriță de ulei și ceapa și morcovul. Gatiti, amestecand, timp de 3 minute, sau pana cand legumele incep sa se inmoaie. Se amestecă lintea, usturoiul și pudra de curry. Gatiti, amestecand, timp de 3 minute pentru a acoperi lintea cu condimente. Adăugați bulionul. Aduceți aproape la fierbere. Acoperiți parțial tigaia și reduceți focul. Se fierbe aproximativ 20 de minute, sau până când lintea este aproape fragedă.

c) Adăugați conopida în tigaie.

92. Picadillo vegetarian cu caju

- 1 lingura ulei de masline
- 1 ceapa mare, tocata
- 3 catei de usturoi, tocati
- 8 uncii burger fără carne
- $1\frac{1}{2}$ linguriță de chimen măcinat
- $\frac{1}{4}$–$\frac{1}{2}$ linguriță fulgi de ardei roşu
- $\frac{1}{2}$ lingurita sare
- $1\frac{1}{2}$ kilograme de roşii prune
- 3/4 cană fasole neagră conservată
- 2 linguri stafide
- 2 linguri masline negre tocate

a) Prăjiţi caju într-o tigaie mare şi adâncă la foc mediu, amestecând des, timp de aproximativ 3 minute.

b) Încălziţi uleiul în aceeaşi tigaie la foc mediu-mare. Adăugaţi ceapa şi usturoiul şi gătiţi, amestecând des, timp de aproximativ 4 minute sau până când se înmoaie. Se amestecă crumblele, chimenul, fulgii de ardei roşu şi sarea. Gatiti si amestecati timp de 30 de secunde.

c) Adăugați roșiile și amestecați bine, răzuind fundul tigaii.

d) Reduceți căldura la minim. Se amestecă fasolea și stafidele. Acoperiți și gătiți timp de 5 minute sau până când se încălzesc și roșiile sunt fierte. Adăugați măslinele și caju prăjite.

93. Taitei Soba cu Sos de Arahide

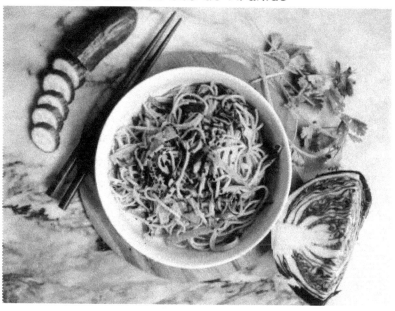

- $\frac{1}{4}$ cană apă
- 1 lingura miere
- 3 linguri otet de orez
- 2 linguri de sos de soia cu conținut redus de sodiu
- 1 lingurita de ghimbir proaspat ras
- 1 lingura ulei de susan
- 1/8 linguriță fulgi de ardei roşu mărunțiți
- 8 uncii soba sau tăiței din grâu integral
- 3 morcovi, tăiați în bețişoare mici
- 2 ceai, tocat

a) Combinați untul de arahide, apa, mierea, oțetul, sosul de soia, ghimbirul, uleiul și fulgii de piper într-o cratiță mică la foc mediu-mare. Se aduce la fierbere și se fierbe, amestecând constant, timp de 1 minut. Pus deoparte.

b) Aduceți o oală cu apă la fiert. Adăugați tăiței și reveniți la fierbere. Fierbeți tăiței timp de 4 minute, apoi adăugați morcovii. Gatiti inca 2 minute sau pana cand morcovii sunt crocante si fragezi. Scurgeți tăiței și morcovii și transferați într-un castron mare.

c) Aruncați tăiței și morcovii cu ceai și sosul de arahide. Serviți imediat.

94. Fusilli cu ciuperci și smog

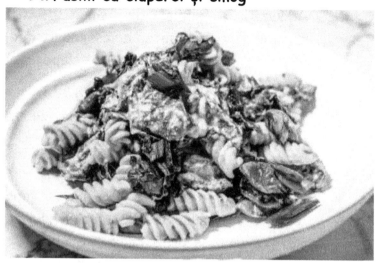

- 8 uncii paste fusilli, fierte
- 12 uncii burger fără carne
- 4 salote mari
- 1 buchetă mare de majă verde, tăiată
- 10 uncii shiitake sau ciuperci maro
- $\frac{1}{4}$ lingurita sare
- $\frac{1}{4}$ lingurita piper negru macinat
- 2 linguri patrunjel proaspat tocat
- 1/3 cană parmezan ras

a) Între timp, într-o tigaie mare, încălziți 3 linguri de ulei la foc mediu și gătiți burgerul până se dezgheță și se încălzeşte. Transferaţi pe o farfurie și păstrați la cald. Adăugați restul de 3 linguri de ulei în tigaie. Adăugați eșalota. Adăugați tulpinile de smog. Gatiti aproximativ 4 minute, amestecand des, pana se inmoaie. Adăugați ciupercile, sare și piper. Gatiti 2-3 minute.

b) Se amestecă pătrunjelul și frunzele de smog și se mai gătesc 1 minut.

c) Scurge pastele, rezervând 1/3 cană din apă de gătit. Puneți pastele și apa rezervată în oală. Adăugați amestecul de mătg, crumbles de burger și brânza. Se amestecă bine și se servește imediat.

95. Ardei umpluți în stil mexican

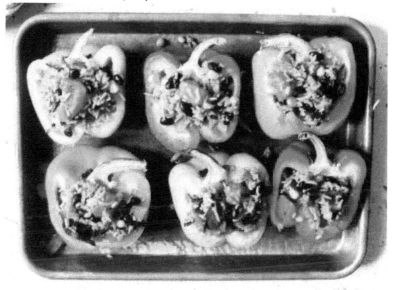

- 1 ardei iute jalapeño
- 2 catei mari de usturoi
- 1 cutie de rosii inabusite
- $\frac{1}{4}$ cană bulion de legume sau apă
- 2 linguri praf de chili
- 2 căni de orez brun fiert
- 3/4 cană boabe de porumb congelate
- 2 rosii prune, tocate
- $\frac{1}{2}$ ceapă, tocată
- 2 albusuri
- $\frac{1}{4}$ lingurita sare

- 4 ardei poblano mari
- 3/4 cană brânză Monterey Jack mărunțită

a) Amestecați ardeiul jalapeño, usturoiul, roșiile înăbușite cu suc, bulion sau apă și 1 lingură plus 2 lingurițe de praf de chili în bolul unui robot de bucătărie.

b) Amestecați orezul, porumbul, roșiile prune, ceapa, albușurile, sarea, nucile prăjite și restul de 1 linguriță de pudră de chili într-un castron mediu. Înjumătățiți ardeii poblano sau cubanelle pe lungime și îndepărtați tulpinile și semințele. Pune aproximativ $\frac{1}{2}$ cană de umplutură în fiecare ardei

c) Acoperiți vasul cu folie și coaceți timp de 40 până la 45 de minute sau până când ardeii sunt fragezi.

96. Gnocchi caserolă

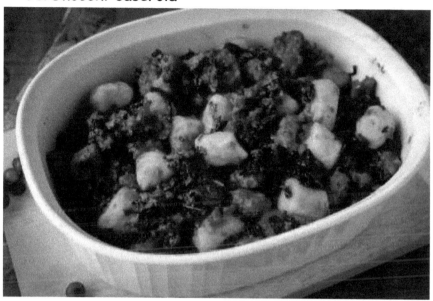

- 3/4 cană brânză ricotta parțial degresată
- $\frac{1}{4}$ cană busuioc proaspăt, feliat subțire
- $\frac{1}{2}$ ceasca de mozzarella rasa redusa in grasimi
- 2 linguri de parmezan ras
- 1 ou, batut usor
- 3 cani de sos marinara preparat
- 1 pachet (16 uncii) gnocchi de cartofi
- 2 cani de frunze de spanac, feliate subtiri

a) Combinați ricotta, busuiocul, migdalele, $\frac{1}{4}$ de cană de mozzarella, parmezanul și oul într-un castron mic. Se amestecă până se omogenizează. Pus deoparte.

b) Întindeți un strat subțire de sos marinara în vasul de copt. Deasupra sosului, puneți jumătate din gnocchi și spanac. Folosind jumătate din amestecul de ricotta, puneți bucățele mici deasupra spanacului. Acoperiți cu un alt strat subțire de sos. Repetați procesul, terminând cu sos. Presărați restul de $\frac{1}{4}$ de cană de mozzarella.

c) Coaceți timp de 40 de minute, sau până când blatul este spumant și brânza se rumenește ușor. Lăsați să stea 15 minute înainte de servire.

CARNE

97. Filet Mignon cu Mustar

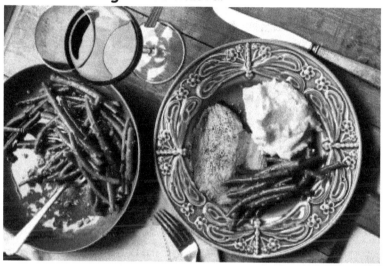

- 1½ kg de cartofi roșii mici, tăiați la jumătate
- ½ lingurita sare
- 4 fripturi de muschi de vita dezosate
- 3/4 lingurita piper negru macinat
- 1 lingura + 1 lingurita mustar granulat
- 3 linguri de smântână redusă în grăsimi
- 1 roșie prune mică, tocată mărunt
- 2 linguri arpagic proaspăt tăiat
- 1 lingura de hrean preparat
- 1 șalotă mică, tocată

a) Pune cartofii, uleiul și ¼ de linguriță de sare într-o tavă de copt de 9" x 9" și se amestecă. Coaceți timp de 30 de minute.

b) Stropiți fripturile pe ambele părți cu piper și cu ¼ de linguriță de sare rămasă. Așezați pe tava pentru broiler pregătită. Se prăjesc la 2" până la 4" de la căldură timp de 4 până la 5 minute, până se rumenesc.

c) Întoarceți și întindeți blaturile cu 1 lingură de muștar. Gatiti 3-4 minute.

d) În timp ce fripturile se odihnesc, faceți sosul amestecând într-un castron mic smântâna, roșiile, arpagicul sau verdeața de ceai verde, hreanul, ceașota și lingurița rămasă de muștar într-un castron mic, până se omogenizează bine.

98. Caserolă cu vinete grecești

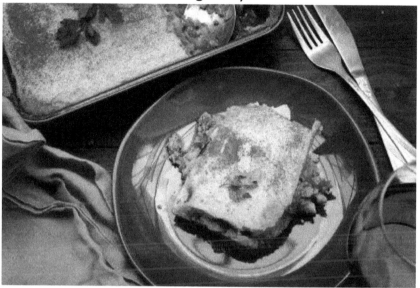

- 1 ceapa, tocata
- 2 catei de usturoi, tocati
- 3/4 de lira 97% carne de vită macră
- 1 cutie de roșii tăiate cubulețe fără sare
- $\frac{1}{4}$ cană pastă de tomate
- $\frac{1}{2}$ lingurita de scortisoara macinata
- $\frac{1}{4}$ de linguriță de ienibahar măcinat
- 2 vinete, curatate de coaja si taiate pe lungime
- 2 căni de lapte 1%.
- 3 linguri amidon de porumb
- $\frac{1}{2}$ cană brânză Romano rasă

a) Încinge o tigaie mare acoperită cu spray de gătit la foc mediu-înalt. Gatiti ceapa si usturoiul timp de 3 minute, sau pana cand ceapa incepe sa se inmoaie. Adăugați carnea de vită și gătiți timp de 5 până la 7 minute. Se amestecă roșiile, pasta de roșii, scorțișoara și ienibaharul. Se aduce la fierbere.

b) Pune jumătate de vinete pe foaia de copt pregătită și unge cu 3 linguri de ulei. Se emoționa

c) Amestecați laptele și amidonul de porumb într-o cratiță mică. Aduceți la fiert și amestecați brânza.

d) Așezați jumătate de vinete în tava de copt, apoi jumătate din sosul de carne. Repeta. Întindeți deasupra sosul de brânză. Se fierb timp de 3 minute.

99. Carne de porc pecan cu cinci condimente

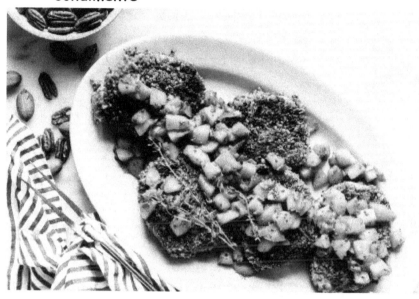

- 1 kg muschi de porc, taiat in doua
- 2 lingurițe pudră cu cinci condimente
- $\frac{1}{4}$ lingurita sare
- 2 lingurite margarina fara trans
- 3 mere mari Granny Smith
- $\frac{1}{2}$ cană de afine uscate

a) Frecați pulberea de condimente și $\frac{1}{4}$ de linguriță de sare peste toate părțile fiecărei bucăți de muschi.

b) Topiți 1 linguriță de margarină într-o tigaie mică antiaderență la foc mediu-mare. Adăugați carnea și gătiți, întorcându-se după nevoie, timp de aproximativ 4 minute, sau până se rumenește pe toate părțile. Acoperiți și continuați să gătiți, întorcându-le din când în când, timp de aproximativ 12 minute

c) Între timp, combinați merele, merisoarele, linguriţa rămasă de margarină, nucile pecan, apa şi praful de sare rămas într-o tigaie grea, pusă la foc mediu-mare.

d) Gatiti, agitand tigaia din cand in cand, pana cand lichidul aproape s-a evaporat si merele se inmoaie. Serviți cu medalioane de porc.

100. Cotlete de porc la gratar cu portocale

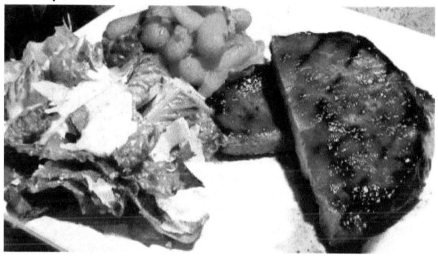

- 2 portocale
- ½ ceapă roșie mică, tăiată subțire
- ½ lingurita piper negru crapat
- ½ lingurita boia afumata
- ½ lingurita sare
- 4 cotlete de porc dezosate

a) Acoperiți un grătar sau un grătar într-o tigaie cu spray de gătit. Preîncălziți grătarul sau broilerul.

b) Tăiați coaja și miezul alb de la portocale. Ținând portocalele peste un castron mediu pentru a prinde sucul, tăiați între membrane pentru a elibera segmentele, permițându-le să cadă în bol. Strângeți membranele pentru a elibera orice suc în bol. Adăugați măslinele, ceapa și ardeiul în bol. Se amestecă pentru a combina.

c) Combinați boiaua și sarea într-un castron mic. Frecați pe ambele părți ale cotletelor. Grătiți sau prăjiți, întorcând o dată, timp de 6 până la 10 minute, sau până când un termometru introdus în centrul unei cotlet înregistrează 155 ° F. Serviți cotletele acoperite cu amestecul de portocale.

CONCLUZIE

Studiile sugerează că o dietă săracă în proteine poate oferi, de asemenea, unele beneficii pentru persoanele fără probleme de rinichi. Studiile arată că la adulții de vârstă mijlocie (dar nu mai în vârstă), restricționarea aportului de proteine poate reduce riscul de:

- cancer
- Diabet
- boala de inima

Alte cercetări indică faptul că o dietă săracă în proteine și bogată în carbohidrați poate ajuta la protejarea sănătății creierului și la reducerea declinului cognitiv.

Autorii unui raport de studiu din 2015 afirmă că o dietă săracă în proteine și bogată în carbohidrați poate fi la fel de eficientă în creșterea duratei de viață a unei persoane ca și după o dietă cu restricții calorice, posibil din cauza beneficiilor pentru sănătatea inimii și digestie.

CPSIA information can be obtained
at www.ICGtesting.com
Printed in the USA
BVHW091157200922
647493BV00003B/42

9 781837 622559